Spiralschneider Rezepte

Die besten Spiralschneider Rezepte für Vorspeisen, Salate, Suppen, Frühstück, Hauptspeisen und Desserts. Inklusive Einführung in den Spiralschneider und Zubehör.

Cooking Club

Inhaltsverzeichnis

1. Einleitung

Als ich in einer Kleinstadt in der Nähe von Nürnberg aufwuchs, gab es jedes Wochenende am Hauptplatz einen Bauernmarkt. Die Bauern aus der umliegenden Gegend boten dort ihre frischen und saisonalen Produkte an. Ich erinnere mich noch lebend daran, dass meine Mutter immer nur die saisonalen Gemüse- und Obstsorten kaufte. Immer hielt sie Ausschau nach den besten und frischesten Nahrungsmitteln und plauderte mit den Bauern über deren Produkte. Sie hatte eine gute Beziehung zu ihnen. Sie lebten mit den Jahreszeiten, und so hatten wir im Sommer Karotten, Kürbis, Radieschen & Co und im Winter Äpfel und Kartoffeln auf dem Speiseplan.

Meine Mutter liebte es, mit Nahrung zu experimentieren. Als sie einmal im Fernsehen in einer Kochsendung über ein Spiralschneidergerät hörte, musste sie unbedingt eines bestellen. Und so bekamen wir unsere ersten Speisen, die nur aus Gemüse- und Obstnudeln bestanden, aufgetischt: Rote-Bete-Nudeln mit Cashewdressing, Karottenspaghetti mit Sojahack oder Kürbisspirelli mit Geflügelnuggets. Die Gemüsenudeln sahen wunderbar farbig und knackig aus, und die ganze Familie war begeistert von diesen neuen kulinarischen Zaubereien. Sie waren saftig, frisch und schmeckten einfach sagenhaft gut! Meine Mutter war zudem eine sehr fantasievolle Köchin, und es mangelte ihr nicht an Einfallsreichtum, um schmackhafte und köstliche Soßen zu den Nudeln zuzubereiten. Und wer glaubt, dass diese Nudeln den Echten nicht das Wasser reichen können, sollte mal an Mutters Tisch Platz nehmen!

Diese Rohkostnudeln sind ein außergewöhnlich leichtes und bekömmliches Essen, das Ihrer Gesundheit und Ihrem allgemeinen Wohlbefinden sehr gut tut: Sie liegen uns nicht schwer im Magen, und mit nur einem solchen Gericht decken wir einen Großteil unseres täglichen Vitaminbedarfs ab. Wir haben mehr Power, um unseren Tag zu meistern, sind besser gelaunt und nebenbei wirkt sich die Umstellung auf frisches Gemüse und Obst auch noch positiv auf unser Körpergewicht aus. Hand aufs Herz: In Deutschland ist es schon länger aus der Mode gekommen, die empfohlenen Tagesmengen an Gemüse und Obst zu sich zu nehmen. Mit den Gemüse- und Obstnudeln haben wir so eine sagenhaft tolle Gelegenheit, schmackhafte Gerichte kennenzulernen, die diesen Tagesbedarf abdecken. Und es geht spielend einfach, denn der Gesamtaufwand liegt bei den meisten Gerichten unter 10 Minuten.

Die Zaubereien aus Gemüse und Obst werden dabei in rohem Zustand in das jeweilige Gericht integriert: also zu Salaten, Suppen, Hauptspeisen und sogar zu Desserts als Rohkostzutat untergemischt. Das sorgt in den meisten Fällen für besonders eindrucksvolle und frische Geschmacksnoten. Doch nicht nur optisch sind die Gerichte eine Augenweide, sondern auch von den Geschmackserlebnissen und vor allem von den Inhaltsstoffen her: Die Nudeln schmecken je nach verwendeter Sorte unterschiedlich – und nicht einheitsbreiig wie ihre Originale – und sie sind basisch, kalorienarm und enthalten kein Gluten. Somit sind sie die besten Begleiter für Menschen, die ihr Gewicht reduzieren wollen oder an einer Glutenunverträglichkeit leiden.

Nudeln aus Gemüse oder Obst roh zu essen, mag dabei für manche Menschen etwas gewöhnungsbedürftig sein: Der Körper muss sich erst umstellen, um wieder rohes Gemüse und Obst in großen Mengen zu verdauen, und dabei keine Blähungen oder andere Probleme zu verursachen. Die Mehrheit der Menschen hat sich nämlich daran gewöhnt, die meisten Nahrungsmittel erwärmt oder gekocht zu sich zu nehmen.

Wunderbar ist bei den Gemüse- und Obstnudeln auch, dass wir kreativ sein können und mehr Lebensmitteln essen, als wir sonst essen. Im Durchschnitt greifen wir als Konsumenten immer zu den gleichen

Nahrungsmitteln und wechseln diese kaum ab. Das Spannende bei den Nudeln ist, dass wir so wieder neue Sorten kennenlernen und lieb gewinnen können. Unsere Gesundheit wird es uns danken. Das Tolle an den Nahrungsmitteln, die wir für die Nudeln verwenden, ist, dass sie alle sehr basisch sind. Basische Lebensmittel haben einen sehr gesundheitsfördernden Effekt: Die basenüberschüssige Ernährung wirkt nämlich einer Übersäuerung des Körpers entgegen.

Die Einteilung von Lebensmitteln in Basische und Saure bedeutet dabei nicht, wie das jeweilige Nahrungsmittel schmeckt. Sie dreht sich vielmehr darum, wie sie auf unseren Körper wirkt, und welche Substanzen bei der Verstoffwechslung entstehen. Hat es eine positive Wirkung, werden uns viele Mineralstoffe geliefert oder wird die Basenbildung angeregt, dann handelt es sich um ein basisches Nahrungsmittel. Entstehen hingegen bei der Verstoffwechslung Säuren, dann handelt es sich um ein Säure bildendes Lebensmittel.

Dabei sprechen wir von basenüberschüssiger Ernährung und nicht von basischer. Eine basische Ernährung wird nicht für immer oder als Dauerlösung empfohlen, sondern nur als eine Kurzfristige wie beispielsweise eine Entschlackungskur. Für eine dauerhafte gesundheitsfördernde Ernährung ist eine basenüberschüssige Ernährung besser: Sie besteht aus basischen und gesunden Säure bildenden Lebensmitteln.

Mittels einer basenüberschüssigen Ernährung können Sie die besten Voraussetzungen schaffen, um für Ihre Gesundheit etwas Vorteilhaftes zu tun. Mit dieser Ernährungsweise entsäuern Sie langfristig Ihren Körper, und überschüssige Schlacken werden aus dem Körper ausgeleitet. Der positive Nebeneffekt dabei ist, dass Ihr Körper kein Fett mehr einlagert. Mit der basenüberschüssigen Ernährung bleiben Sie schlank und fit, und das mit einem hohen Energielevel!

Bei einer basenüberschüssigen Ernährungsweise werden zu 70 bis 80 Prozent basische und zu 20 bis 30 Prozent gesunde Säure bildende

Nahrungsmittel verwendet. Mit den Gemüse- und Obstnudeln als Zutaten können wir uns dabei etwas sehr Gutes tun! Sie können hierbei auch andere gesunde Säure bildende Lebensmittel wie Pseudogetreide, Hülsenfrüchte, Eier, Nüsse und Samen einbauen, die Sie sehr gut mit den täglich wichtigen Nähr-, Ballast- und Vitalstoffen versorgen.

Wie beginnen Sie am besten mit der basenüberschüssigen Ernährungsweise?

– Als Grundzutat aller Gerichte sollten Sie Gemüse verwenden.

– Die Superfoods Sprossen und Keime können allen Gerichten beigemischt werden.

– Aus Samen und Nüssen können Sie tolle Soßen, Cremes oder Dressings machen, die Sie über Ihre Nudeln kippen. Dadurch lassen sich sehr einfach Milchprodukte, die Säure und Schleim bildend wirken, reduzieren.

– Getreideprodukte wie Weizen, Reis und Mais können durch Quinoa, Amarant, Hirse und Buchweizen ersetzt werden.

– Verwenden Sie gesunde Öle und Fette, wie kalt gepresste Öle (Distel-, Avocado- oder Leinöl) und Biobutter.

– Trinken Sie viel natürliches oder natürlich aromatisiertes Wasser. Verzichten Sie auf kohlensäurehaltige oder alkoholische Getränke, Kaffee und Schwarztee.

Übersäuerung ist der Grund von Krankheiten und auch chronischen Krankheiten. Ziel der basenüberschüssigen Ernährung ist es, einen ausgeglichenen Säure-Basen-Haushalt herbeizuführen. Mittels des pH-Werts lässt sich messen, ob der Körper basisch oder sauer ist. Der pH-Wert reicht von 1 bis 14. Werte über 7 werden als basisch und unter 7 sauer bezeichnet. 7 gilt dabei als ein neutraler Wert. Mittels einer basenüberschüssigen Ernährung kann erreicht werden, dass bestimmte Körperbereiche und Organe entsäuert werden.

Im Grunde steckt keine „rocket science" dahinter: Mit jedem Gericht, das wir essen, werden seine Bestandteile in unserem Körper aufgesplittert. Dabei hilft uns unser Stoffwechsel. Führen wir unserem Körper schlechte, unnatürliche Nahrungsmittel zu, wird er übersäuert, dick und langfristig krank.

Ein Beispiel für ein Säure bildendes Gericht ist beispielsweise ein Müsliriegel, ein Snack, den viele Menschen fälschlicherweise als „gesund" einstufen würden. Er besteht nicht nur aus Cerealien und Honig, sondern enthält noch viele andere Zusätze wie Geschmacksverstärker, Konservierungsmittel und Stabilisatoren. Da die Mehrheit dieser Zutaten künstlich ist, werden sie von unserem Körper schwerer verarbeitet.

Ein Müsliriegel alleine wäre nicht schlimm, wenn wir künstliche Lebensmittel wie ihn nur hin und wieder einmal am Tag zu uns nehmen würden. Tatsache ist aber, dass heutzutage in der westlichen Welt die Mehrheit der Menschen nicht nur Müsliriegel, sondern auch viele andere Fertiggerichte und Sodagetränke täglich und sogar mehrmals täglich zu sich nehmen und trinken. Wir beginnen den Tag mit einem Frühstück aus Kaffee, Weißbrot, Butter, Marmelade, dann machen wir eilig weiter mit einem Mittagessen aus tierischem Eiweiß - wobei die meisten von uns auf die gesunden Beilagen verzichten - und zum Abendessen werden dann noch Weizengerichte mit tierischem Eiweiß wie Weißbrot mit Käse und Wurst aufgetischt. Und um während des Tages auf Trab zu bleiben, genehmigen wir uns eine oder mehrere Tassen Kaffee, natürlich mit etwas Süßem aufgepeppt. Was ist bloß mit den 5 Portionen Obst und Gemüse passiert, zu denen uns immer geraten wurde?

Durch diese Ernährung übersäuert der Körper langfristig, denn er kann sein Säure-Basen-Gleichgewicht nicht mehr halten. Auf lange Sicht gesehen betreiben wir mit dieser Ernährung an uns selbst Raubbau.

Bei einem übersäuerten Körper werden die Säuren in Fett angelagert. Wenn Ihr Körper übersäuert ist, können Sie selten effektiv Ihr Gewicht reduzieren oder abnehmen. Übersäuerte Menschen haben durch das beanspruchte Immunsystem öfter Entzündungen und Infekte, Bluthochdruck (durch verstopfte Blutgefäße), Steine in Galle, Blase oder Niere oder Haarausfall, Gelenkschmerzen (wie Gicht oder Rheuma) oder die vermeidbaren Erscheinungen der Cellulitis und Altersflecken.

Mit einer basenüberschüssigen Ernährungsweise nehmen Sie hingegen wie von selbst ab und die anderen Krankheitsbilder kommen erst gar nicht auf. Die Gemüse- und Obstnudeln sind ein frischer und knackiger Hauptbestandteil, der diesen Prozess aktiviert.

Säure bildende Lebensmittel enthalten sauer wirkende Mineralien und Spurenelemente wie Schwefel, Jod oder Fluoride, sind reich an Säure bildenden Aminosäuren, sind Schlacken bildend, durch die Art der Zutat (Alkohol, Zucker, Koffein, künstliche Aromastoffe), haben einen niedrigen Wassergehalt, fördern die Entstehung von Entzündungen und verschlechtern die Gesundheit des Darms bzw. der Darmflora.

Gute Säurebildner können in Kombination mit basenüberschüssigen Lebensmitteln sehr vorteilhaft auf unsere Gesundheit wirken. Wir sollten sie in Maßen genießen: Hülsenfrüchte, Nüsse, Pseudogetreide oder Vollkornprodukte. Neutrale Lebensmittel sind hochwertige Fette und pflanzliche Öle, die wichtige einfach und mehrfach ungesättigte Fettsäuren enthalten (Lein-, Hanf-, Olivenöl). Die schlechten Lebensmittel, oder schlechten Säurebildner, sind industriell oder stark verarbeitete Nahrungsmittel und Fast Food. Diese sollten Sie nur sporadisch, wenn überhaupt, in Ihren Speiseplan einbauen: Backwaren, Süßes, Brotwaren oder aus Weißmehl, glutenhaltige Lebensmittel, Milchprodukte, industriell verarbeitete Sojaerzeugnisse, Lebensmittel mit künstlichem Zucker, Kaffee, Alkohol und koffeinhaltige Getränke.

Welche basischen Gemüse- und Obstarten eignen sich für die spiralisierten Nudeln?

Spaghetti, Nudeln, Spiralen, Gemüsefäden, Zoodles, Courgetti, Spirelli usw. Irgendwie weiß man nicht mehr, wie man die Endprodukte der Spiralschneider nennen soll. Im Grunde ist es egal. Es geht um unsere Gesundheit, um den Spaß und optischen Genuss. Bei den Gemüsesorten können Sie aus dem reichhaltigen, farbenfrohen und kalorienarmen Angebot wählen, das uns Mutter Natur anbietet.

Auberginen:

Die bauchigen violetten Auberginen bestehen zu 93 Prozent aus Wasser. Sie enthalten Kalium sowie vor allem in der Schale Vitamine der B-Gruppe und Vitamin C. Erntefrische Auberginen aus Deutschland sind zwischen Juli und Oktober erhältlich. Verzehrt man sie roh, sollte das Fruchtfleisch immer etwas gesalzen werden, damit ihm der Bitterstoff Solanin entzogen werden kann. Sonst kommt es unter Umständen zu Nebenwirkungen wie Magenverstimmungen.

Auberginen werden beim Spiralisieren wie folgt verarbeitet: Schneiden Sie den Stielansatz und das bauchige Ende ab. Dann halbieren Sie die Frucht mit einem Messer in der Mitte. Spannen Sie die Hälften in Ihr Gerät, und drehen Sie die Nudeln heraus. Am besten bestreuen Sie die fertigen Nudeln vor der Weiterverwendung mit etwas Salz, damit den Auberginen ihr Wasser entzogen wird, und ihre Bitterstoffe bekömmlicher werden.

Brokkoli:

Der rosige Brokkoli kann roh gegessen werden, und das ist sogar besser als gedämpft, gegart oder gekocht, denn das Erwärmen zerstört manche seiner gesunden Inhaltsstoffe. Er enthält wichtige Mineralstoffe, Spurenelemente und Vitamine, Folsäure, Vitamin C und Vitamin B5. Der Strunk wird normalerweise nicht gegessen, aber bei den Nudeln können Sie ihn gerne verwenden. Brokkoli wird nachgesagt, dass er krebsvorbeugend wirkt. Er enthält auch einen Stoff, der einen Prozess im Körper anregt, bei dem Entgiftungsenzyme gebildet werden.

Beim Brokkoli wird im Spiralschneider nicht die Röschen, sondern nur der Strunk verwendet. Beim Kauf achten Sie deshalb darauf, dass besonders der Strunk dick und ebenmäßig ist. Trennen Sie daher zuerst den Strunk vom Rest des Brokkolis. Die Röschen können Sie als dekorative Elemente Ihren Gerichten beimischen. Schälen Sie ihn, spannen ihn dann ein und drehen Ihre (eher kürzeren) Nudeln herunter.

Fenchel:

Wer in Deutschland an Fenchel denkt, wird mit ihm wohliges Grausen verbinden, denn er schmeckt leicht nach Anis. In unseren Breiten trinken wir (leider) Fenchel meist als Tee, wenn wir krank sind. Es ist wahr, dass Fenchel schon seit Jahrtausenden gegen Entzündungen und Verdauungsbeschwerden aller Art verwendet wurde. Fenchel besteht zu 80 Prozent aus Wasser und ist sehr kalorienarm. Roh gegessen entfaltet der aromatische Fenchel seine gesundheitliche Wirkung am besten. Wenn man ihn kocht, verflüchtigen sich nämlich seine ätherischen Öle. Fenchel enthält Mineralstoffe wie Eisen, Kalium, Zink und Vitamin C, B, E und Folsäure sowie Betacarotin.

Um Fenchel im Spiralizer zuzubereiten, schneiden Sie erst mal das bauchige Ende ebenmäßig ab. Am grünen Ende schneiden Sie so lange herunter, bis Sie die frischeste Stelle erreicht haben. Auch verholzte Stellen sollten vor der Weiterverarbeitung mit einem Messer herausgeschnitten werden. Dann können Sie den Fenchel in Ihr Gerät stecken und dünne Nudeln herunterdrehen.

Gurke:

Die saftigen und erfrischenden Gurken sind eine der beliebtesten Gemüsesorten überhaupt. Sie sind vielseitig in der Küche einsetzbar:

Ob roh, im Salat oder würzig eingelegt – wir Deutschen lieben sie. Sie haben einen Wassergehalt von 96 % und damit einen sehr geringen Kaloriengehalt. Die restlichen 4 % liefern viele wichtige Vitamine wie die Vitamine A, B1 und C und Eisen, Kalzium, Zink und Kalium. Am besten sollte die Gurke nicht geschält werden, weil sich diese wertvollen Nährstoffe direkt unter der Schale befinden. Achten Sie beim Einkauf darauf, dass die Gurke schön fest ist und eine glatte Schale hat: Damit gehen Sie sicher, dass sie auch frisch ist.

Bei der Herstellung von Gurken-Zoodles schneiden Sie vor dem Verarbeiten einfach beide Enden gleichmäßig ab. Sie können sie mit Schale spiralisieren.

Karotte:

Karotten sind ein weiterer Star unter den Gemüsesorten: Wir Deutschen verwenden sie vor allem in Suppen und Salaten. Die Sortenvielfalt ist dabei sehr groß: Von der normalen orangefarbenen Karotte abgesehen, finden sich im Fachhandel auch lila und gelbe Varianten, die alle mit unterschiedlichen Geschmacksnoten aufwarten. Karotten haben wenige Kalorien und Kohlenhydrate. Sie enthalten einen sekundären Pflanzenfarbstoff, der eine Vorstufe des Vitamin A ist. Daher deckt man auch mit Karotten seinen Vitamin-A-Bedarf gut ab. Auch sind sie reich an Ballaststoffen, die uns lange sättigen und für eine gute Verdauung sorgen, sowie reich an Vitamin B6, Vitamin C, Folsäure, Kalium, Eisen, Mangan und Kupfer. Besonders interessant ist, dass rohe Karotten unseren Blutzuckerspiegel niedriger halten als Gekochte.

Bei der Herstellung von Karottennudeln das breite und dünne Ende abschneiden. Am besten keine krummen Exemplare verwenden. Sie können sie mit Schale spiralisieren. Auch bei Karotten gibt es hellere und dunklere Sorten, und mehrere Sorten gleichzeitig verwendet, sind bei den Gerichten eine optische Augenweide.

Kürbis:

Auch das Powergemüse Kürbis hat einen Wassergehalt von über 90 Prozent und liefert viele tolle Inhaltsstoffe: Von Betacarotin, Kalium, Kalzium, Magnesium, Vitamin C bis hin zu Kieselsäure und Ballaststoffen reicht sein Leistungsspektrum. Speisekürbisse kann man immer roh zubereiten, Zierkürbisse jedoch nie! Beim Kürbiskauf achten Sie darauf, wie es klingt, wenn Sie an ihm klopfen: Klingt er hohl, so ist er reif.

Den Kürbis verwenden Sie roh ohne Schale: Schneiden Sie zuerst den Stielansatz heraus. Schälen Sie ihn nun vorsichtig mit einem Gemüseschäler. Vierteln Sie ihn dann und lösen die Kerne vorsichtig mit einer Gabel heraus. Die Fruchtfleischviertel spannen Sie nun in den Spiralizer und drehen die Gemüsespiralen herunter.

Kohlrabi:

Der wunderbar neutrale Kohlrabi wird in Deutschland von Juni bis Oktober angebaut. Er ist eine wahre Vitamin-C-Bombe und hat auch einen hohen Gehalt an Kalium. Auch Kohlrabi hat einen sehr hohen Wassergehalt und nur wenige Kalorien. Man kann ihn ohne Sorge roh essen, und er schmeckt wirklich knackig! Sein eher milder und saftiger Geschmack macht ihn besonders bei Kindern beliebt. Er wartet mit einem hohen Ballaststoffgehalt, Folsäure und Mineralstoffen wie Eisen, Magnesium, Kalzium und Kalium auf. Falls er „holzige" Stellen hat, schneidet man diese am besten vor dem Verzehr weg.

Beim Kohlrabi können Sie mit der Schale arbeiten: Einfach die Blätter, den Stielansatz und das holzige Ende abschneiden und dann durch Ihren Spiralizer drehen. Frischer Kohlrabi ist sehr fest und kann damit problemlos durch den Spiralschneider gedrückt werden.

Paprika:

Paprika ist eine der farbenfrohsten Gemüsesorten überhaupt: Die Schoten gibt es in grün, rot, gelb oder auch orange und sind so ein willkommener Farbklecks auf unseren Tischen. Mit den leuchtenden Farben regen sie unser Auge und unseren Appetit an. Die grünen Sorten sind dabei die, die noch unreif sind. Sie haben daher noch wenig Eigengeschmack, und man sollte sie eher gekocht essen. Bei den gelben Paprikasorten ist die Reife schon fortgeschritten, und ihr Geschmack ist vollmundiger. Die reifsten Sorten sind orangefarben oder leuchtend rot, und im Geschmack sind sie sehr aromatisch. Auch in seinen Schärfegraden gibt es unterschiedliche Paprikaschoten. Paprika sind reich an Vitamin C, den Mineralstoffen Kalium, Eisen, Zink und Magnesium. Paprika sollte man auf jeden Fall öfter roh essen. Er hat einen höheren Vitamin-C-Gehalt als andere Gemüsesorten und wartet mit einem sehr hohen Kalziumanteil auf, der unseren Gelenken und Knochen nützt. Auch durch den hohen Ballaststoffgehalt regt er unsere Verdauung und Darmtätigkeit an.

Schneiden Sie bei den Schoten zuerst den Stielansatz heraus. Dann schneiden Sie die längere Seite auf, entkernen Sie ihn und schneiden die Venen heraus. Nun können Sie die gesäuberten Stücke für Ihre Zoodles verwenden. Experimentieren Sie auch mit den verschiedenen Sorten und Farben, um einen bunten Mix auf Ihre Teller zu zaubern.

Pastinake:

Pastinaken sind ein Wurzelgemüse, das lange in Vergessenheit geraten war: Die Kartoffeln und Karotten hatten ihnen den Rang abgelaufen und ab dem 18. Jahrhundert gerieten sie in Vergessenheit. Erst in den letzten Jahren wurden sie wieder entdeckt. Der Rohgenuss dieses Gemüses stellt kein Problem dar: Es kann knackig frisch Salaten oder anderen Gerichten eine unverwechselbare Geschmacksnote geben. Generell kann es wie Karotten zubereitet und verwendet werden. Das boomende Wurzelgemüse wartet mit einem hohen Vitamin-C-Gehalt und Kaliumgehalt sowie mit Vitamin E und Folsäure auf. Die besten Inhaltsstoffe liegen direkt unter der Schale, und deshalb man sollte die Pastinaken nicht unbedingt schälen. Roh genossen kann man ein bisschen Zitronensaft über das Gemüse träufeln, weil es sich sonst braun verfärbt. Die Erntezeit beginnt Anfang Oktober, und bis zum Frühjahr ist die Pastinake im Angebot. Der Geschmack der Pastinake erinnert etwas an Karotten und Kartoffeln. Ihre leichte Süße kommt von ihrem eher hohen Zuckergehalt. Bei der Zubereitung wird die Wurzel gewaschen und geschält und dann ähnlich, wie Karotten verarbeitet.

Aufgrund ihrer Form ist die Pastinake etwas langwieriger zu verarbeiten. Lassen Sie die Schale ruhig dran, wenn Sie möchten. Schneiden Sie das schmale Ende der Wurzel so weit ab, bis das Gemüse dick genug ist, um für Nudeln durch den Spiralizer gekurbelt zu werden.

Radieschen:

Die pink-rötlich leuchtenden Radieschen sind wahre Scharfmacher unter den Gemüsesorten! Sie enthalten Senföle, die sie eigentlich vor „Feinden" schützen sollen. Gerade diese Senföle sind für uns Menschen sehr positiv: Sie wirken antibakteriell und schützen unsere Verdauungsorgane, unseren Darm und Magen, vor Bakterien und Pilzen. Weiters enthalten Radieschen noch eine große Portion an Folsäure, Vitamin C, Magnesium, Selen und Eisen. Doch vor allem schmecken sie knackig und frisch. Auch Kinder lieben Radieschen, vor allem wegen ihrer Farbe. Radieschen bestehen zu 95 Prozent aus Wasser, und haben wie alle anderen Sorten sehr wenige Kalorien. Die Saison geht von April bis Oktober. Schauen Sie beim Einkauf darauf, dass das Blattgrün frisch ist. Entfernen Sie die Blätter nach dem Kauf, weil diese den Wurzeln Wasser entziehen und sie austrocknen.

Schneiden Sie bei der Nudelherstellung erst die Blätter, den Stielansatz und das bauchige Ende ab. Dann können Sie die Radieschen für die Nudeln verwenden. Sie können gerne mit ihrer essbaren Schale spiralisiert werden.

Rettich:

Die scharfe Rettichwurzel ist wegen ihres feinen Aromas bei Feinschmeckern sehr beliebt. Die Senföle geben ihr den typisch pikanten und scharfen Geschmack. Die Öle wirken sehr positiv auf die Verdauung, Galle und Leber. Die Schärfe/Senföle kann man dem Rettich damit entziehen, dass man ihn mit Salz bestreut und für ca. 5 Minuten in Wasser ziehen lässt. Rettich wird vor allem roh gegessen, denn nur so kommt sein kräftiges Aroma hervor. Es ist eher selten, dass er gekocht zubereitet wird. Rettich ist eine andere sehr kalorienarme Gemüseart und enthält einiges an Mineralstoffen, wie Kalium und Kalzium und Vitamin C sowie Vitamine der B-Gruppe. Wie sein Verwandter, das Radieschen, enthält er Senföle, die ihm den typischen Geruch und scharfen Geschmack verleihen. Die Erntezeit liegt je nach Sorte zwischen Mai bis September. Bei den Sorten gibt es die bekannten Weißen, aber auch Violette, Braune und Schwarze: Sie alle haben eine andersfarbige Schale, aber das Innenleben, das Rettichfleisch, ist weiß. Die Blätter sollten bei gutem Rettich immer frisch und knackig sein.

Die Enden des Rettichs an beiden Seiten abschneiden und so zu Zoodles verarbeiten.

Rote Bete:

Für längere Zeit stand das tiefrote Wintergemüse kulinarisch etwas auf dem Abstellgleis. Seit wenigen Jahren erlebt es jedoch eine wahre Renaissance. Denn insbesondere, wenn wir die Rote Bete roh essen, bekommen wir die geballte Ladung an wichtigen Inhaltsstoffen für unseren Körper. Sie enthält viel Eisen, Vitamin A,

B und C und Mineralstoffe wie Natrium, Magnesium, Kalium und Kalzium. Am besten mit der Schale verwenden, damit alle unter der Schale verborgenen Inhaltsstoffe bestmöglich verwendet werden. Die Powerrübe enthält dabei Polyphenol Betanin, das für ihre rote Farbe verantwortlich ist, stärkt unser Immunsystem und wirkt entzündungshemmend. Außerdem wird ihr eine blutdrucksenkende Wirkung nachgesagt. Die Kombination aus Vitamin C, Folsäure und Eisen unterstützt den Körper bei der Blutbildung. Beim Verarbeiten von Roter Bete verwenden Sie am besten Einmalhandschuhe oder Plastikhandschuhe, denn ihr Saft bohrt sich tief in die Haut ein, und man bekommt die Farbe oft selbst mit Seife nicht weg.

Bei der Handhabung mit Roter Bete am besten Handschuhe tragen: Die Blätter, den Stielansatz und das andere bauchige Ende abschneiden. Sie können mit ihrer Schale spiralisiert werden.

Rotkohl/Rotkraut/Blaukraut:

Der Kohl der vielen Namen besticht durch seine einzigartige Farbe, die von Tiefrot bis Violett beschrieben werden kann. Sein Geschmack ist mild bis süßlich. Vereinfacht kann man sagen: Süße Zutaten färben den Rotkohl ins Blauviolette, säurereiche Zutaten dagegen machen ihn rötlicher. Die Saison von Kohl ist von September bis November. Kohl hat einen hohen Gehalt an Vitamin K, außerdem ist er reich an Kalium, Magnesium und Selen und Ballaststoffen, sodass wir lange satt bleiben. Beim Kaufen darauf achten, dass seine Blätter fest und knackig sind. Fühlt er sich beim Drucktest fest an, ist er auch frisch. Um den oft mit diesem Gemüse verbundenen Blähungen entgegen zu wirken, können Sie den Kohl für ein bis zwei Tage in den Kühlschrank legen. Kohl wird eine entzündungshemmende Wirkung nachgesagt, und er wurde schon seit Jahrhunderten für die Heilung verschiedener Krankheiten und Leiden verwendet.

Beim Kraut zuerst die welkeren Blätter entfernen. Das Kraut vierteln oder achteln (je nachdem, wie viel von der Dicke in Ihr Gerät passt) und verarbeiten: Wegen seiner feinen Struktur entstehen keine Nudeln, sondern eher dünne Streifen.

Sellerie:

Der knackige Sellerie hat wenig Kalorien und kurbelt unseren Fettstoffwechsel an. Er ist eine Gemüsesorte, die reich an Vitaminen, Kalzium und Kalium, Folsäure, Eisen, Phosphor, Magnesium und Mangan ist. Sellerie hat außerdem sehr viele wichtige Ballaststoffe, wirkt entzündungshemmend und blutdrucksenkend. Ihm wird auch eine krebsvorbeugende Wirkung nachgesagt. Durch den hohen Kaliumgehalt hat die Pflanze eine entgiftende Wirkung und kann bei Blasen- und Nierenbeschwerden helfen. Am besten schneiden Sie immer die holzigen Fasern und Teile weg.

Den Sellerie an beiden Enden abschneiden, vor allem am unteren Ende, weil er hier oft sehr verholzt ist. Dann durch Ihren Spiralizer drehen, um feine Gemüsenudeln zu erhalten.

Spargel:

Roher Spargel ist überraschenderweise sehr gesund. Roh hat eine nussige Geschmacksnote, wobei dünne Stangen eher süßlich und dickere eher herb bis bitter schmecken. Egal, ob es sich um den Grünen oder Weißen handelt, Spargel hat besonders viel Vitamin C und Kalium. Beides würde beim Erwärmen verloren gehen. Spargel hat sehr gesundheitsfördernde Wirkungen: Er entgiftet, und ist wegen seines hohen Wassergehalts harntreibend. Die grüne Sorte hat mehr Nährstoffe als die Weiße, weil der Vitamin C-Gehalt höher ist. Die Saison ist von Anfang April bis Ende Juni, Anfang Juli. Frische lässt sich daran erkennen, dass die Stangen ein quietschendes Geräusch machen, sobald sie aneinander gerieben werden. Die Schale sollte unversehrt und glänzend sein. Weißer Spargel schmeckt ein bisschen milder als die hell- oder mittelgrünen Stangen.

Beim Spargel das untere Ende, das oft holzig ist, großzügig abschneiden. Dann durch den Spiralizer drehen.

Süßkartoffel:

Zwischen der Kartoffel und Süßkartoffel besteht außer dem Namen keine Verwandtschaft. Im lateinamerikanischen Raum, wo sie ursprünglich herkommen, werden sie auch „Batate" genannt. Nur auf Deutsch gibt es die Namensähnlichkeit und Verwirrung mit Kartoffeln. Sie können sie problemlos roh essen. Vom Geschmack erinnert sie annähernd an Karotten oder an Kürbis. Süßkartoffeln sind leicht rosarot bis gelb-orange. Sie enthalten entzündungshemmende und verdauungsfördernde Stoffe, Vitamin C und E und Mineralstoffe wie Mangan, Eisen und Kupfer sowie Vitamine des B-Komplexes und wichtige Ballaststoffe, besonders, wenn sie mit der Schale verzehrt werden. Als Rohkost sind sie süß, saftig und knackig.

Das Gemüse an beiden Enden gerade abschneiden und im Spiralschneider verarbeiten. Sie können sie auch gerne mit Schale verwenden.

Weißkohl/Weißkraut:

Der weiße Kohl hat wie sein Bruder Rotkohl/Rotkraut/Blaukraut die gleichen Inhaltsstoffe. Die beiden unterscheiden sich nur durch ihre Farbstoffe.

Zucchini:

Zucchini werden auch liebevoll als „kleine Kürbisse" bezeichnet, denn sie stammen aus der Familie der Kürbisgewächse. Zucchini roh zu essen, ist supergesund! Sie enthalten viel Vitamin A, C und Eisen. Sie können auch gerne mit Schale gegessen werden, weil diese die meisten Nährstoffe enthält. Dabei einfach die Schale gründlich waschen. Zucchini werden von Juli bis Oktober angebaut und geerntet. Beim

Kauf sollten Sie auf eine feste und nicht beschädigte Schale achten. Die Spitze und der Stielansatz werden nie gegessen. Geschmacklich haben Zucchini eine sehr neutrale Note bis hin zu einem leicht nussigen Aroma. Sie regen die Darmtätigkeit an, beugen Verstopfungen vor und haben eine entwässernde Wirkung.

Das Gemüse an beiden Enden gerade abschneiden, in Ihr Spiralschneidergerät spannen und zu Zoodles verarbeiten. Himmlisch gut und die „Originale"!

Zwiebel:

Die Powerknollen sind in vielen Kulturen schon immer eine bewährte Heilpflanze gewesen. Sie können das Krebsrisiko senken, wirken antibakteriell und schützen uns vorbeugend vor anderen Krankheiten. Zwiebeln enthalten Vitamin C, Vitamine der B-Gruppe, Kalium und Schwefel, der für eine gesunde Verdauung, die Leberfunktion und Entgiftung wichtig ist. Der Schwefel ist auch dafür verantwortlich, dass wir beim Zwiebelschneiden durch das bissige Aroma oft eifrig Tränen vergießen. Regelmäßiges Zwiebelessen hat auch eine positive Wirkung auf das Herz-Kreislauf-System. Beim Kauf sollte sich die Zwiebel beim Drucktest fest anfühlen. Kaufen Sie keine Ware, die zermatschte, verfaulte oder eingedellte Stellen hat, sondern nur solche, deren Schale trocken und sauber ist. Auch grüne Triebe sind kein gutes Zeichen.

Die Powerknolle an beiden Enden gerade abschneiden. Optisch gut machen sich rote und weiße Zwiebeln gleichzeitig im selben Gericht!

Bei den Obstsorten können Sie auf die festeren, basischen Arten zurückgreifen:

Apfel:

Das Multitalent der Küche ist als Snack genauso beliebt wie als Zutat für Süßspeisen. Die Sortenvielfalt reicht von süßlichen, säuerlichen bis zu herben Arten. Durch die unterschiedlichen Ernteperioden und sehr gute Lagerfähigkeit ist der Apfel fast das ganze Jahr über im Angebot. Äpfel haben einen hohen Anteil an Ballaststoffen und besonders an Pektinen, die für eine gute Verdauung und eine lange Sättigung verantwortlich sind. Äpfel bestehen zu 85 Prozent aus Wasser und enthalten Vitamin C und Folsäure sowie wichtige Mineralstoffe wie Kalzium, Eisen und Kalium. Die Schalen können Sie ohne Bedenken gut gewaschen mitessen.

Für die Obst-Zoodles den Stiel herausdrehen, das Kerngehäuse mit einem Messer oder speziellem Küchengerät herausstechen und an beiden Enden putzen. Auch hier lassen sich im selben Gericht unterschiedliche Sorten farbenfroh miteinander kombinieren.

Birne:

Auch Birnen sind ein weiterer toller Ballaststofflieferant: Sie sättigen ebenso schnell wie Äpfel und fördern wie Letztere unsere Verdauung. Birnen enthalten Vitamin C, Vitamine der B-Gruppe und Mineralstoffe wie Kalium, Eisen, Jod, Magnesium und Phosphor. Da sie einen hohen Kaliumgehalt haben, wirken sie entwässernd. Beim Kauf am besten den Drucktest machen: Sie sollten für die Obstnudeln etwas fester und nicht zu reif sein. Sie sind von Juli bis Februar aus heimischem Anbau erhältlich. Auch bei Birnen können Sie die wertvolle Schale mitessen.

Bei der Herstellung von Obstnudeln den Stiel herausdrehen und am anderen Ende mit einem Messer putzen. Mit einem Messer oder speziellem Küchengerät das Gehäuse herausstechen.

Honigmelone:

Die durstlöschenden Honigmelonen sind sehr farbenfrohe Obstsorten: Man kann sie in Gelb, Weiß oder leicht orangefarben finden. Melonen haben einen sehr hohen Wassergehalt und sind damit sehr erfrischende Lebensmittel. Die Honigmelone besticht durch ihren süßlichen Geschmack. Im Sommer ist bei den heimischen Sorten die Hauptsaison von Juni bis September. Je reifer sie sind, desto süßer und aromatischer. Beim Kauf auf eine harte, unbeschädigte Schale achten. Der Geruch sollte leicht süßlich sein. Für die Obstnudeln benötigen wir die nicht ganz reifen Sorten, die noch so fest sind, dass wir sie spiralisieren können. Honigmelonen haben einen hohen Gehalt an Kalium, Kalzium, Vitamin C, den Vitaminen der B-Gruppe und Eisen. Sie enthalten 85 Prozent Wasser und sind somit der ideale Durstlöscher. Die Schale sollte man am besten nicht mitessen.

Für die Melonen-Spirelli die Frucht zuerst schälen, dann vierteln und die Kerne herauslösen. Nun in Ihr Gerät stecken und wunderbar fruchtige Obstnudeln herausdrehen.

Mango:

Die sonnengelbe Frucht schmeckt roh sagenhaft süß und gut - und dabei ist sie auch sehr gesund! Mangos sind ein Cocktail aus Mineralstoffen, Vitaminen und sekundären Pflanzenstoffen. Der Frucht werden krebsvorbeugende, entzündungshemmende und blutzuckersenkende Wirkungen zugeschrieben. Die tropischen Vitaminbomben haben einen Wassergehalt von 80 Prozent. Da sie sehr viel fruchteigenen Zucker enthalten, werden sie oft für Desserts verwendet. Bei den Nudeln wollen wir nicht die überreifen, sondern noch festen Früchte verwenden, die dem Drucktest nicht nachgeben, um sie gut spiralisieren zu können. Da es so viele unterschiedliche Sorten gibt, sagt die Farbe der Schale nichts über ihren Reifegrad aus. Erst, wenn sie dem Drucktest sehr leicht nachgibt, und süßlich riecht, ist sie reif oder überreif. Die Schale ist bei manchen Sorten genießbar, aber wir verwenden in den Rezepten lieber nur das Fruchtfleisch. Die Mangos sind sehr gut verdaulich.

Die Mango für die Spiralen zuerst mit einem Messer schälen und dann das Fruchtfleisch mit dem Messer von zwei Seiten rund um den Kern herauslösen. Das gewonnene Fruchtfleisch kann nun spiralisiert werden.

Papaya:

Die exotische Frucht mit der orange-rötlichen Schale, die zur Familie der Melonenbaumgewächse gehört, ist ein Gesundheitsallrounder. Papayas schmecken süßlich. Sie bestehen zu 90 Prozent aus Wasser und haben einen sehr positiven Effekt auf unseren Verdauungsapparat und Stoffwechsel. Vor allem warten die Papaya mit einem hohen Gehalt an Vitamin C und A, den Vitaminen der B-Familie und den Stoffen Eisen, Natrium, Kalium, Kalzium, Selen und Phosphor auf. Die Schale ist ungenießbar, und daher sollten Sie sie vor Verwendung immer gut schälen. Die Kerne sind noch wertvoller als die Frucht, weil sie unseren Verdauungstrakt vor Bakterien schützen. Sie können sie als dekorative Elemente über Ihre Gerichte streuen oder trocknen, mahlen, und in Maßen als scharfen Pfefferersatz verzehren.

Beim Spiralisieren schälen Sie die Früchte am besten und halbieren sie in der länglichen Hälfte. Danach lösen Sie die runden, schwarzen Samen mit einem Messer vorsichtig heraus. Dann können Sie das gesäuberte Fruchtfleisch behutsam spiralisieren.

Pfirsich/Nektarine:

Die süßen Pfirsiche mit der samtig behaarten Haut und die noch süßeren glatten Nektarinen lieben wohl alle Menschen. Je nach Sorte kann das verführerisch süße Fruchtfleisch rot, weiß oder gelblich sein. Bei Pfirsichen ist das Fruchtfleisch ein bisschen weicher als das der Nektarinen. Aus heimischem Anbau sind sie von Juni bis Oktober erhältlich. Wegen ihres hohen Wassergehalts sind sie an heißen Sommertagen beliebte Durstlöscher. Beide Sorten haben viele Mineralstoffe, unter anderem Eisen, Magnesium, Kalzium und Kalium und enthalten auch Vitamin C und Vitamine der B-Gruppe. Nektarinen haben einen niedrigeren Wasser- und höheren Zuckergehalt als Pfirsiche. Für die Nudeln brauchen wir die festeren Sorten, die noch nicht überreif oder weich sind. Beim Kauf der beiden Sorten deswegen leicht gegen die Haut drücken: Ist sie sehr hart, sollten die Früchte noch nicht verzehrt werden, können aber schon gekauft werden, um zu Hause nachzureifen. Sehr weiche Früchte mit schrumpeliger Haut sind oft schon überreif und faulen schnell.

Bei beiden Sorten vor dem Verwenden in zwei Hälften schneiden und den Stein entfernen. Er kann nicht gegessen werden. Die Früchte können problemlos mit ihrer Haut spiralisiert werden.

Kaki:

Die orangefarbenen asiatischen Früchte mit dem pfirsichartigen Geschmack enthalten roh gegessen vielseitige Inhalts- und Aromastoffe: unter anderen Phosphor, Kalzium, Kalk und Magnesium, dabei auch Ballaststoffe, Eisen, Vitamin C und ganz besonders Carotinoide. Diese Stoffe neutralisieren die freien Radikale, die menschliche Körperzellen schädigen, und können uns deshalb vor Arteriosklerose und Krebs schützen. Mit einer Kakifrucht kann der halbe Tagesbedarf an Vitamin A gedeckt werden. Für die Nudeln verwenden Sie am besten die festeren Früchte: Kaufen Sie die Kaki am besten hart, und lassen Sie sie einige Tage zu Hause so lange nachreifen, bis sie die gewünschte Härte erreicht haben, um für die Nudeln schneidebereit zu sein.

Den Stielansatz der Kaki muss man vor der Verwendung entfernen. Die Schale können Sie problemlos mitessen. Sie ist genießbar, hat jedoch einen etwas herben Geschmack.

Damit sollten wir die noch so großen Gemüse- und Obstmuffel von den vielseitigen Facetten der Gemüse- und Obstsorten sowie ihrer wunderbaren Wirkung dieser Lebensmittel überzeugt haben! Welche Sorte mögen Sie am liebsten? Welche kennen Sie noch nicht? Welche hat bei Ihnen am meisten Aufmerksamkeit erregt? Welche möchten Sie unbedingt kennenlernen?

Auswahl der Gemüse-und Obstsorten

Woran erkennen Sie, welche Produkte am besten geeignet sind? Bei der Herstellung von Zoodles ist es wichtig, dass wir feste Ausgangslebensmittel haben: Greifen Sie deshalb immer zu festeren Sorten, die ein hartes Fruchtfleisch haben und sich zügig herunterschneiden lassen. Weichere Sorten können mit bestem Willen nicht zu schönen Nudeln verarbeitet werden, und manche Sorten scheiden wegen ihrer Weichheit von vornherein aus (Bananen, Trauben etc.). Bei den meisten Sorten gibt es unterschiedliche Dicken und Längen. Wählen Sie am besten die Produkte aus, die am dicksten und längsten sind. So können Sie sie gut in Ihr Gerät einspannen und herunterdrehen.

Bei unregelmäßigen, krummen und gebogenen Sorten schneiden Sie sie am besten an diesen Stellen ab, denn sie werden sich nicht spiralisieren lassen und verkommen zu unschönen und unebenmäßigen Nudeln. Bei vielen Sorten können Sie die Schale mitverarbeiten: Das ist auch wegen der Nährstoffe, die sich oft direkt unter der Schale verstecken, sehr wichtig. Waschen Sie deshalb die Sorten gründlich mit Wasser, Essig oder dem Saft einer Zitrone. Bei Gemüse- und Obstsorten, die Kerne, Samen oder Hohlräume haben, sollten Sie vorsichtiger vorgehen: Schneiden Sie diese Sorten vorher mit einem Messer vorsichtig auf, entkernen und säubern Sie sie, und spannen Sie sie erst dann in Ihr Gerät ein.

Im Endeffekt soll das Spiralisieren natürlich Spaß machen, eine optische Augenweide und eine kulinarische Geschmackexplosion sein: Deswegen experimentieren Sie gerne so, wie Sie gerade Lust haben. Lassen Sie sich darauf ein, Gemüse- und Obstsorten neu und kreativ zu verwenden. Sie werden sich sicher sehr schnell zum Spiralisierprofi entwickeln!

Kaufen Sie die Ausgangsprodukte immer möglichst frisch und saisonal ein. Dadurch wird unser Körper mit den bestmöglichen Vitaminen und

Nährstoffen versorgt und bleibt lange gesund. Überlegen Sie sich, wie Sie sich dabei am besten organisieren: Gehen Sie einmal die Woche in den Supermarkt und kaufen die Lebensmittel frisch, oder mehrmals die Woche zum Supermarkt und zum offenen Markt? Was können Sie über die Lebensmittel lernen? Sind sie aus Deutschland? Sind sie biologisch? Schauen Sie mal genauer auf das jeweilige Etikett.

Wenn wir mal daran denken, wie sehr wir uns darum sorgen, mit welchem Benzin wir unsere Autos tanken, sollten wir uns wohl auch vermehrt und intensiver daran damit auseinandersetzen, welche Art von Nährstoffsprit wir mit der Nahrung in unseren Körper pumpen.

2. Zubehör

Wer noch keinen Spiralizer besitzt, wird sich die Frage stellen, wie man das beste Gerät auswählt. Hier beginnt die sprichwörtliche Qual der Wahl! Mittlerweile gibt es am Marktplatz ein so großes Angebot an Schneidern, dass man schnell die Übersicht im Dickicht der Innovationen verlieren kann.

Deshalb hier zuerst ein kurzer Überblick der wichtigsten Kriterien:

– Die Materialien: Die Schneider können aus Kunststoff sein. Das Gehäuse sollte auf jeden Fall aus Metall und die Messer am besten aus rostfreiem Edelstahl sein.

– Die Messer: Sie sollten sehr scharf sein, damit sie auch harte Gemüse- und Obstarten gleichmäßig in Spiralen schneiden. Lesen Sie sich mal die Details des ausgewählten Geräts durch: Hat es verschiedene Messereinsätze, die austauschbar sind, und durch die man viele verschiedene Formen an Nudeln, Spaghetti & Co herbeizaubern kann? Können die Messer in der Spülmaschine gereinigt werden oder nur von Hand?

– Die Handhabung: Ein guter Spiralschneider sollte ohne viel Kraft und intuitiv bedienbar sein. Welche harten Gemüse- und Obstsorten kann der Schneider schaffen?

– Die Reste: Lässt sich alles an dem Gemüse und Obst verarbeiten, oder bleibt ein Rest über?

– Die Reinigung: Hier kommt es vor allem auf das Material an: Rostfreier Edelstahl lässt sich am besten reinigen. Fusselig kleine Reste, die man endlos aus dem Material ausspülen muss, mag keiner.

Einige der bekanntesten Marken und Modelle finden Sie in gut sortierten Geschäften für Küchenbedarf. Auch die Recherche und Bestellungen im Onlineshop lohnen sich, denn hier kann man auf die Bewertungen und Kommentare von früheren Kunden zurückgreifen.

Herkömmlicher Gemüseschäler

Wer klein beginnen mag, und nur einmal im Monat Gemüsenudeln auf den Tisch zaubern will, kommt auch mit einem dieser manuellen Geräte aus. Herkömmliche Gemüseschäler sind sehr preiswert. Gemüseschäler erhält man überall, sogar im Supermarkt. Sie sollten am besten aus Metall sein, damit man sie hygienisch und schnell reinigen kann. Schäler aus Plastik greifen sich nicht gut an, man rutscht ab, und sie schneiden nicht so gut wie die aus Metall. Die Nudelarten, die Sie mit den Gemüseschälern herstellen können, reichen von breiten Bandnudeln bis zu dünneren Nudeln.

Diese Art von Schäler wird jedermann ans Herz gelegt, der erst mal nur sporadisch mit kleinem Budget und Aufwand mit den Gemüse- und Obstnudeln herumprobieren will.

Sanduhr-Spiralschneider ohne Kurbel

Bei den Standspiralschneidern gibt es einige Modelle mit austauschbaren Klingen, doch in Sanduhrform sind die Klingen meist schon fest im Gerät integriert und nicht mehr (technisch) austauschbar. Die (zumeist) zwei Klingen sind dünn und dick, um unterschiedliche Nudeln und Formen zu erzielen. Die sanduhrförmigen Schneider sind dabei Geduldsproben: Man führt das ausgewählte Gemüse in eine Öffnung ein, dreht dann los und schiebt per Hand nach. Bei den meisten Gemüse- oder Obstsorten kann es ewig dauern, bis man mal die benötigte Menge an Rohstoff heruntergedreht hat.

Daher sollten sich nur Menschen, die auch die nötige Geduld haben, solche Schneider zulegen. Bei diesen Geräten passen leider auch dickere Gemüsesorten wie Kartoffeln oder rote Rüben nicht in den vorgefertigten Trichter/Behälter. Sie sind eher für dünne Sorten wie Karotten oder Sellerie geeignet. Und die Sanduhrschneider sind auch etwas aufwendiger zu reinigen, weil man meistens eine Spezialbürste für die Klingen braucht.

Diese Art von preiswerten Geräten ist deshalb vor allem geduldigen Anfängern oder Einsteigern zu empfehlen, die hin und wieder dünne Gemüse- und Obstsorten zu Spiralen verarbeiten möchten.

Standgerätespiralschneider ohne Kurbel

Die Spiralschneidermodelle ohne Kurbel haben einige Vorteile: Sie sind meistens preiswerter, kleiner und können schnell verwendet werden. Außerdem erfordert die Reinigung nicht viel Aufwand. Allerdings erfordern sie mehr Kraftaufwand, denn Sie halten dabei den Schneider in der Hand und drücken die ausgewählten Sorten mit der Hand oder dem Daumen gegen die Klingen des Schneiders. Die Handhabung muss auch erst mal ein bisschen geübt werden, denn man muss den Dreh erst mal herausbekommen, wie man mit gleichmäßigem Druck gegen die Klinge ebenförmige Nudeln erzeugt.

Das Gerät ohne Kurbel wird eher empfohlen, wenn man nur hin und wieder Gemüse- oder Obstnudeln herstellen möchte, aber nicht, wenn man sie täglich auftischen will. Leider besteht bei diesen Geräten Verletzungsgefahr, weil man mit den bloßen Fingern direkt an den Klingen der Messer arbeitet. Bei den Modellen sollten Sie auf darauf achten, wie rutschfest sie sind: Stehen sie gut auf der Arbeitsplatte, oder verrutschen sie? Da man das Gemüse und Obst gegen die Klingen drückt, ist es hier besonders wichtig, dass das Gerät nicht unabsichtlich verrutscht.

Diese Modelle haben meistens keine Auffangbehälter, sodass es manchmal auf der Arbeitsfläche etwas unsauber werden kann. Im Handel bekommt man diese Geräte um etwa 20 Euro. Diese Modelle sind von der Sicherheit, von der Bedienung und Langlebigkeit gut.

Die Standgerätespiralschneider ohne Kurbel sind für ambitionierte Hobbyköche eine empfehlenswerte Investition, wenn sie die Gemüse- und Obstnudeln mehrmals im Monat oder in der Woche verwenden wollen, und es dabei schnell gehen soll.

Spiralschneider mit Kurbel

Spiralschneider mit Kurbel sind etwas teurer und größer als die Modelle ohne Kurbel. Diese Geräte brauchen mehr Mechanik, damit das Gemüse besser und vielfältiger geschnitten wird. Sie sind sehr bequem und einfach in ihrer Bedienung, denn mit einer Handkurbel dreht man das Gemüse durch das Gerät und muss somit keine Kraft mehr aufwenden. Das Gemüse wird dabei zwischen der Kurbel und der Klinge aufgespießt und eingespannt. Die Nudelherstellung geht somit um Welten schneller als bei den Modellen ohne Kurbel.

Die Spaghetti und Nudeln zaubern sich praktisch wie von selbst. Diese Spiralschneidermodelle legt man sich am besten zu, wenn man Nudeln & Co mehrmals die Woche oder sogar täglich genießen möchte. Weil sie automatisch funktionieren, besteht auch keine Verletzungsgefahr, und man kann auch Kinder ranlassen, um sich ihre eigenen gesunden Nudeln runterzudrehen. Die meisten Geräte haben außerdem eine breite oder große Einfüllöffnung, sodass auch dickere und größere Sorten hineinpassen. Man kann mittels eines Stopfers die Sorten supereinfach nachschieben. Auch warten diese Geräte mit Auffangbehältern auf, die die Endprodukte direkt und hygienisch aufsammeln.

Da sie schwerer sind, müssen sie stabil stehen und sind daher meistens mit nicht verrutschbaren Gummifüßen ausgestattet. Meistens haben sie auch noch mehr als zwei Messereinsätze, sodass tolle Gemüsefäden, Spaghetti oder Nudeln in unterschiedlichen Formen und Variationen entstehen können. Preislich liegen diese Geräte zwischen 24 bis 50 Euro. Sie müssen eine gute Mechanik haben und sich schnell reinigen lassen.

Besonders für ambitionierte Hobbyköche oder Köche stellen diese Geräte eine tolle Erleichterung für die Herstellung von interessanten und optisch ansprechenden Speisen dar.

Professionelle elektrische Spiralschneider

Auf den Knopfdruck, fertig, los! - Diese Modelle werden elektrisch in Gang gesetzt. Elektrische Schneider sind die Creme de la Creme unter den Spiralizern. Meistens bestehen sie aus Gehäuse, Auffangbehälter und Motor. Man fixiert das Gemüse hierbei am Motorstab, per Knopfdruck wird er in Rotation versetzt und dreht sich gegen die Klingen. Und ruckzuck hat man die Nudeln auch schon im Auffangbehälter. Diese Geräte haben zumeist auch mehr Messereinsätze als die anderen Modelle, um damit Spiralen, Spaghetti, längere Nudeln und Bandnudeln zu machen. Sie haben immer hochwertige Klingen aus Edelstahl, die jede noch so harte Gemüse- und Obstsorte spielend einfach in ihre Einzelteile zerlegen. Die Ergebnisse sind immer gleichmäßig geschnittene Gemüsenudeln und Spiralen. In der Regel sind diese Geräte auch spülmaschinenfest: Der Auffangbehälter, die Messereinsätze und der Motorstab können so praktisch im Handumdrehen automatisch gereinigt werden.

Diese Modelle eignen sich besonders für diejenigen, die regelmäßig und professionell Gemüsespiralen herstellen und präsentieren möchten.

3. Vorspeisenkreationen

Vorspeisen? Äh? Vorspeisen fristen in Deutschland traditionellerweise ein Stiefmütterchendasein. Beim Mittag- und Abendessen kommt bei uns meistens nur das Hauptgericht auf den Tisch. Falls wir mal mehr Zeit haben, werden in unseren Breiten häufig Salate und Suppen serviert. Beide lassen sich bestens mit den bunten Gemüsespiralen dekorieren und aufpeppen. Ein interessantes farbenfrohes Erlebnis ist es auch, mehrere Gemüsesorten gleichzeitig als Spiralen in die Suppen und Salate hinein zu verarbeiten.

Dafür nehmen Vorspeisen umso mehr in vielen Ländern des Mittelmeerraums einen wichtigen Platz in den traditionellen Küchen ein, wo sie entweder mit tierischen oder pflanzlichen Lebensmitteln zubereitet werden. Sie werden quasi kulinarisch abgefeiert, und die Kochbücher, Restaurantkarten und Hausmannskostgerichte biegen sich nur so vor interessanten Optionen.

Im Mittelmeerraum bieten mehrere Küchen Gerichte an, die sich modern mit den Gemüsespaghetti verfeinern lassen: die spanischen Tapas, die italienischen Antipasti und die orientalische Mezze (in verschiedenen Sprachen abgewandelt). Auch die französischen Kanapees können hier gut mithalten. Sie werden oft als Vorspeise oder Häppchen für zwischendurch gereicht. Ihnen allen ist gemeinsam, dass Fleisch-, Ei-, Hülsenfrüchte- und Gemüseprodukte zu kleinen, mundgerechten Häppchen zusammengestellt und dann serviert werden. Unter den Spiralschneideranhängern wurden sie toll mit Gemüsenudeln und Obstspiralen aufgepeppt. Sie verliehen ihnen so quasi das kulinarische Tüpfelchen auf dem I.

In ganz Spanien sind Tapasbars sehr beliebt, in denen die „kleinen Appetithäppchen" nach Lust und Laune angeboten werden. Typische Tapas sind Albondigas (kleine Fleischklöße), Ensaladilla rusa (marinierter Kartoffelsalat), Pan con Tomate (geröstetes Weißbrot mit Tomaten und Olivenöl), Ciruelas (mit Speck ummantelte Pflaumen), Patatas Bravas (Kartoffelwürfel, die frittiert und mit scharfer Soße serviert werden), Patatas Alioli (Kartoffel mit Knoblauchsoße), Roscos (mit Wurst belegte Weißbrotkringel) und Tortilla (Omelett mit Kartoffeln).

Jede Tapasbar führt dabei ihre ganz eigenen Spezialitäten. Mit den Gemüsenudeln können wir ihnen einen frischen und modernen Touch geben.

Gerade Italien ist mit farbenfrohen Speisen verbunden, und die Zoodles können die meisten Gerichte ziemlich in Farbe versetzen. Fans der italienischen Küche lieben die Antipasti, diese fantastisch schmeckenden Vorspeisen, die in jedem Restaurant in Italien zu finden sind, wo sich Kunden ihre Lieblingsgerichte aus Vitrinen aussuchen können. In der italienischen Küche werden vor dem typischerweise mehrgängigen Menü immer zuerst leichtere Vorspeisen aufgetischt. Einige für den Spiralschneider interessante italienische Vorspeisen sind: Prosciutto e melone (Parmaschinken mit Honigmelone), Bruschetta (ein geröstetes Weißbrot mit Tomaten und Olivenöl), Caprese (Mozzarella mit Tomaten und frischem Basilikum) und Peperonata (marinierte Paprikastreifen, die gebraten werden). Die rohen Spaghetti und Nudeln hauchen ihnen ein modernes und lebendiges Leben ein.

Auch gegen den orientalischen Raum von Griechenland bis hin in den Libanon finden sich gesunde Vorspeisen en masse: Kibbeh (gefüllte Fleischbällchen), Köfte (Hackfleischbällchen), Ful (kalter Bohneneintopf), Baba Ganoush (Auberginenpüree), Dolma (gefüllte Weinblätter), Falafel (frittierte Kichererbsenbällchen), Halloumi (gebratener Käse), Hummus (Kichererbsenpüree), Mutabbal (Auberginenmus), Tabouleh (Couscoussalat mit Petersilie) und Zaziki/Cacik (Joghurt-Gurken-Dip). Auch sie lassen sich mit den farbenfrohen und vielseitigen Gemüsenudeln ziemlich aufpeppen.

Bei den aus Frankreich stammenden Kanapees werden auf Crackern, Schwarz- oder Weißbrot verschiedene Aufstriche und andere feine Lebensmittel wie ausgewählter Blauschimmelkäse, Parmaschinken, Lachs, Feigen, Kaviar und edle Nüsse aufgetürmt. Sie sind oft zu schön anzusehen, um überhaupt verspeist zu werden. In Deutschland werden sie bei Empfängen oder verschiedenen Anlässen oft mit Sekt oder Champagner gereicht. Auch hier können die Gemüsenudeln den Häppchen den letzten Feinschliff verleihen.

Rezepte:

Prosciutto e melone, spiralisiert

8 Scheiben Parmaschinken, dünn geschnitten

3 Honigmelonen, geschält

etwas Pfeffer

Die geschälte Honigmelone vierteln und entkernen. Dann im Spiralschneider verarbeiten, sodass lange Gemüsefäden entstehen.

Den Schinken auf dem Teller anrichten und mit den Honigmelonenfäden bedecken.

Etwas frischen Pfeffer darüber streuen.

Bruschetta mit Zucchini-Zoodles

6 Scheiben Weißbrot

1 Zucchini

4 Tomaten, ohne Stielansatz, gewürfelt

1 Knoblauchzehe

Saft 1 Zitrone

Salz und Pfeffer zum Abschmecken

etwas Öl

Die Zucchini an beiden Enden abschneiden. Durch den Spiralschneider drehen, sodass lange Zoodles entstehen.

Die Scheiben Weißbrot im Toaster oder Backofen knusprig backen.

In einer Schüssel das Öl, den Zitronensaft und die Knoblauchzehe verquirlen. Dann die Tomatenwürfel hinzugeben und kurz ziehen lassen.

Das Weißbrot mit den Tomaten bedecken und die Zoodles darüber streuen.

Rohe Peperonata

4 Paprikaschoten unterschiedlicher Farben

1 rote Zwiebel

1 weiße Zwiebel

Saft 1 Zitrone

1 Prise Paprikapulver (edelsüß oder scharf)

etwas Öl

Die Paprikaschoten am Stielansatz einschneiden, mit einem Messer vorsichtig entkernen und die Venen herauslösen. Dann durch das Spiralschneidergerät drehen und die Spaghetti aufsammeln.

Die Zwiebel an beiden Enden gleichmäßig abschneiden und ebenfalls spiralisieren.

Alles in einem Teller anrichten.

In einer Schüssel den Zitronensaft, etwas Olivenöl und das Paprikapulver miteinander verquirlen und über die Paprika- und Zwiebelspaghetti leeren.

Caprese mit Sellerienudeln

1 Mozzarellakugel, in feine Scheiben geschnitten

4 große Tomaten, ohne Stielansatz, in feine Scheiben geschnitten

½ Stange Staudensellerie

2 EL Balsamicoessig

1 Knoblauchzehe, gepresst

Salz und Pfeffer zum Abschmecken

etwas Olivenöl

Auf einem Teller in der Mitte zuerst die Mozzarellascheiben anrichten. Um sie herum die Tomatenscheiben legen.

Den Staudensellerie an beiden Enden abschneiden und durch den Spiralizer drehen. Die Nudeln über die Caprese streuen.

Aus den restlichen Zutaten ein Dressing zubereiten und die Caprese damit übergießen.

Pumpernickelkanapees mit Roquefort und Apfel-Spargel-Nudeln

6 Pumpernickelscheiben

10 g Butter oder Margarine

70 g Roquefort-Käse, in dünne Scheiben geschnitten

1 Handvoll frische Trauben, entkernt, in Hälften geschnitten

1 Apfel, ohne Stängel und Kerngehäuse

3 Spargelstangen

1 rundes Glas

Mit dem runden Glas aus den Pumpernickelscheiben runde Formen ausstechen.

Den Spargel an dem holzigen Ende abschneiden und spiralisieren. Den Apfel ebenfalls spiralisieren.

Die Pumpernickelscheiben jeweils mit etwas Butter oder Margarine bestreichen. Danach nach Belieben mit dem Camembert und den Trauben belegen.

Zum Schluss die Apfel-Spargel-Nudeln darüber streuen.

Lachs-Kanapees mit Kürbis-Zoodles

8 Scheiben Weißbrot

70 g Cottage Käse

¼ Hokkaidokürbis, geschält

4 Lachsscheiben, dünn geschnitten

1 Handvoll frischer Dill, fein gehackt

Den Hokkaidokürbis vierteln und entkernen. Die Scheiben im

Spiralizer festsetzen und zu Zoodles verdrehen.

Die Brotscheiben mit dem Käse bestreichen. Danach den Lachs vorsichtig darauf platzieren.

Zum Schluss die Kürbis-Zoodles darüber streuen.

Mit etwas Dill garniert servieren.

Gefüllte Eier mit Kaviar und Sellerienudeln

5 Eier

50 g Kaviar

½ Stange Staudensellerie

1 Handvoll Schnittlauch, fein gehackt

Die Eier in etwas heißem Wasser für ca. 10 Minuten hart kochen. Herausnehmen und abkühlen lassen. Dann schälen und in der Länge halbieren.

Auf einem Teller anrichten, sodass die angeschnittene Hälfte nach oben zeigt.

Den Staudensellerie an beiden Enden abschneiden und in lange Spiralen drehen.

Den Kaviar und Staudensellerie auf den Eiern nach Belieben auftürmen.

Mit etwas Schnittlauch bestreut servieren.

Tapas mit Olivenpastete und Kohlnudeln

6 Stück Weißbrot

200 g Oliven, entkernt

1 Paprikaschote, ohne Stielansatz, entkernt, ohne Venen, gewürfelt

¼ Stück Rotkohl

Saft 1 Zitrone

Salz und Pfeffer zum Abschmecken

etwas Öl

In einem Hochleistungsmixer die Oliven mit etwas Öl und dem Zitronensaft zu einer Pastete vermixen. Mit Salz und Pfeffer abschmecken.

Den Rotkohl durch den Spiralizer drehen, bis hübsche Nudeln entstehen.

Die Weißbrotscheiben mit der Olivenpastete bestreichen. Dann nach Belieben mit den Paprikaschoten und Rotkohlnudeln belegen.

Sardellen-Oliven-Salat mit bunten Spiralen

100 g Sardellen

200 g grüne Oliven, entkernt

100 g schwarze Oliven, entkernt

½ Stange Staudensellerie

1 Zwiebel, fein gehackt

1 Knoblauchzehe, gepresst

Saft 1 Zitrone

etwas Öl

In einer Schüssel die Sardellen mit den Oliven vermischen. Den Knoblauch untermischen.

Den Staudensellerie und die Zwiebel spiralisieren. Den Salat mit den Spiralen bestreuen.

Zum Schluss mit etwas Zitronensaft und etwas Öl verfeinern.

Schafskäse mit Auberginennudeln

3 Auberginen

150 g Schafskäse

1 Zwiebel, fein gehackt

1 Knoblauchzehe, gepresst

Saft 1 Zitrone

1 Handvoll frischer Thymian, fein gehackt

Salz und Pfeffer zum Abschmecken

Die Auberginen an beiden Enden gleichmäßig abschneiden. Vorsichtig durch den Spiralizer drehen. Mit Salz bestreuen und ca. 15 Minuten ziehen lassen.

In einem Mixer den Käse mit den Zwiebeln, dem Knoblauch, der Zitrone und dem Thymian zu einem feinen Mus miteinander vermengen.

Den Käse mit einem Löffel auf einem Teller in kleinen Häufchen anrichten und die Auberginennudeln darauf platzieren.

Sellerie-Karotten-Zoodle-Nester mit Hummus

300 g Kichererbsen

1 Stange Staudensellerie

3 Karotten

2 Knoblauchzehen

2 EL Tahini

Saft 1 Zitrone

50ml Olivenöl

1 Prise Paprikapulver (edelsüß)

1 Handvoll frischer Koriander, fein gehackt

etwas Olivenöl

Die Kichererbsen über Nacht in der zweifachen Menge Wasser einweichen. Das Einweichwasser am nächsten Tag abgießen. In der zweifachen Menge Wasser für ca. 30 - 40 Minuten weich kochen. Abkühlen lassen.

In einem Hochleistungsmixer alle Zutaten, bis auf das Gemüse miteinander vermengen, bis eine cremige Masse entsteht.

Die Karotten und den Stangensellerie an beiden Seiten abschneiden. Durch den Spiralizer drehen.

Die Gemüsenudeln als kleine Nester anrichten. Jeweils 2 - 3 Löffel frischen Hummus darauf platzieren. Den Hummus mit etwas Paprikapulver, Olivenöl und frischem Koriander dekorieren.

Ful mit Karottenspiralen

200 g weiße Bohnen

200 g Tomaten, ohne Stielansatz, gewürfelt

2 Karotten

1 Zwiebel, fein gehackt

1 Knoblauchzehe, gepresst

100 g Schafskäse

etwas Öl

Salz und Pfeffer zum Abschmecken

Die Bohnen über Nacht in der zweifachen Menge Wasser einweichen. Das Einweichwasser am nächsten Tag abgießen. In der zweifachen Menge Wasser für ca. 30 - 40 Minuten weich kochen. Abkühlen lassen.

In einem Hochleistungsmixer die Bohnen mit etwas Öl und dem Schafskäse vermengen, bis eine cremige Masse entsteht. Mit Salz und Pfeffer abschmecken.

In einer Pfanne in etwas Öl die Zwiebel und den Knoblauch goldgelb anbraten. Die Tomatenwürfel dazugeben. Alles unter die Bohnenmasse geben.

Die Karotten an beiden Enden abschneiden und durch den Spiralizer drehen.

Die Karottennudeln über dem fertigen Ful anrichten.

4. Salate und Suppen

In Deutschland sind Salate und Suppen als Vorspeisen oder auch Hauptgerichte wieder total im Kommen: Mit einer Beilage wie Brot, Bagel, Getreide oder Pseudogetreide oder auch etwas Fleisch, Geflügel, Käse oder Fleischersatzprodukten avancieren beide schnell zu einer sättigenden Hauptmahlzeit. Zu beiden Gerichten können die Gemüsespaghetti nach Lust und Laune beigemischt werden. Vor allem in Salaten machen sich mehrere Gemüsesorten gleichzeitig als Spirelli sehr gut und machen einen optisch umwerfenden Eindruck. Bei Suppen lassen sich das Aussehen und die Präsentation toll aufpeppen, wenn einige der Zoodles über das fertige Gericht gestreut werden.

Das sind wirkliche Appetitmacher, auch für Kinder!

Sofern Sie die Spiralschneider mit Kurbel oder elektrische Schneider verwenden, können Sie ältere Kinder auch gerne zum Helfen einspannen. Es macht ihnen besondere Freude, wenn sie mit Hand anlegen dürfen. Das Gemüse und Obst anzufassen, vorzubereiten und dann in neue Formen zu bringen, macht jedes Kind von einem Gemüse- und Obstmuffel zu einem großen Fan.

Gazpacho mit Paprikanudeln

10 Tomaten, ohne Stielansatz, gewürfelt

2 Zwiebeln, fein gehackt

2 Knoblauchzehen, gepresst

1 Paprikaschote

1 kleine Chilischote

3 EL Balsamicoessig

3 EL Olivenöl

Salz und Pfeffer zum Abschmecken

500 ml Wasser

Alle Zutaten, bis auf die Paprikaschote, den Essig, das Öl und die Gewürze in einen Hochleistungsmixer geben und so lange pürieren, bis eine cremige Konsistenz erreicht ist.

Bei der Paprikaschote den Stielansatz herausschneiden. Sie dann der Länge nach aufschneiden, entkernen und die Venen herausschneiden. In den Spiralizer geben und Gemüsenudeln herunterdrehen.

Zum Schluss mit Essig und den Gewürzen abschmecken, mit den Paprikanudeln bestreuen und mit etwas Öl beträufelt servieren.

Süßkartoffelsuppe mit Gemüse-Zoodles

7 Süßkartoffeln

½ Hokkaidokürbis, geschält

500 ml Brühe

1 Zwiebel, fein gehackt

1 Knoblauchzehe, gepresst

Saft von 2 Zitronen

Salz und Pfeffer zum Abschmecken

etwas Kokosmilch

In einem großen Topf die Brühe erhitzen. 6 der Süßkartoffeln in Würfel schneiden und ca. 10 Minuten weich kochen. Am Ende die Zwiebel und Knoblauchzehe dazugeben und kurz mitköcheln. Abkühlen lassen.

Die letzte Süßkartoffel an beiden Enden abschneiden und im Spiralschneider zu feinen Zoodles drehen. Den Kürbis vierteln und entkernen. Ebenfalls im Schneidegerät zu Gemüsenudeln verarbeiten.

Die gekochten Süßkartoffeln mit der Flüssigkeit in einem Hochleistungsmixer pürieren.

Die Suppe mit den Gemüse-Zoodles verziert servieren und nach Belieben mit Salz und Pfeffer abschmecken.

Zum Schluss noch mit etwas Zitronensaft und Kokosmilch beträufeln.

Linsen-Speck-Suppe mit Rote-Bete-Nudeln

200 g Linsen

500 ml Brühe

2 Zwiebeln, fein gehackt

½ Stange Lauch, ohne Stielansatz, fein gehackt

20 g Speck, gewürfelt

2 Stück Rote Bete

Salz und Pfeffer zum Abschmecken

Die Linsen über Nacht in der zweifachen Menge Wasser einweichen. Das Einweichwasser am nächsten Tag abgießen. In der Brühe für ca. 30 - 40 Minuten weich kochen.

Inzwischen mit Handschuhen die Rote Bete an beiden Enden abschneiden und durch den Spiralschneider zu Nudeln drehen.

Gegen Ende hin den Speck, die Zwiebeln und den Lauch dazugeben und ca. 5 Minuten mitdünsten.

Die Suppe etwas abkühlen lassen, nach Belieben mit Salz und Pfeffer abschmecken und mit den Rote-Bete-Nudeln garniert servieren.

Kartoffelsuppe mit Gemüse-Spirelli

6 große Kartoffeln, geschält, gewürfelt

500 ml Gemüsebrühe

25 g Speck, gewürfelt

1 Zwiebel

1 Pastinake

1 Karotte

1 Knoblauchzehe, fein gehackt

1 Handvoll frische Petersilie, fein gehackt

2 EL Joghurt oder Crème fraîche

Salz und Pfeffer zum Abschmecken

Die Zwiebel, Pastinake und Karotte schälen, an beiden Enden gleichmäßig abschneiden und dann im Spiralschneider zu langen Gemüsenudeln verarbeiten.

In einem großen Topf die Kartoffeln mit der Gemüsebrühe ca. 15

Minuten weich kochen. In einem Hochleistungsmixer mit Joghurt oder Crème fraîche zu einer Suppe pürieren.

Den Speck hineingeben, nach Belieben mit Salz und Pfeffer abschmecken und mit den Gemüsenudeln bedeckt servieren. Zum Schluss noch mit etwas Petersilie garnieren.

Hühnchensuppe mit Brokkoli-Zoodles

150 g Hühnchenbrustfilet, in Streifen geschnitten

500 ml Hühnerbrühe

2 Karotten, geschält, in feine Streifen geschnitten

5 Strünke Brokkoli

1 Zwiebel, fein gehackt

jeweils 1 Prise Cayennepfeffer und Paprikapulver

Saft 1 Zitrone

Salz und Pfeffer zum Abschmecken

etwas Öl

Die Filetstreifen in einer Schüssel in einer Marinade aus Cayennepfeffer, Paprikapulver und Zitronensaft ziehen lassen.

In einer Pfanne in etwas Öl die Zwiebel für ca. 10 Minuten auf kleiner Flamme fein andünsten.

Im Spiralschneider die Brokkolistrünke zu feinen Zoodles verdrehen.

In einem Topf die Hühnerbrühe aufkochen und die Filetstreifen hineingeben, dann die Karotten dazugeben. Für ca. 5 weitere Minuten kochen.

Zum Schluss die Brokkoli-Zoodles darüber geben und nach Belieben mit Salz und Pfeffer abschmecken.

Rote-Bete-Salat mit Ziegenkäse

100 g Blattspinat

2 Stück Rote Bete

2 Avocados, geschält, entkernt, in dünne Streifen geschnitten

150 g Ziegenkäse

1 Handvoll Sprossen Ihrer Wahl (Alfalfa, Brokkoli)

1 Zwiebel

1 Knoblauchzehe, gepresst

Saft 1 Zitrone

etwas Öl

In einer Schüssel den Zitronensaft, die Knoblauchzehe und etwas Öl zu einer Marinade verquirlen.

Die Rote Bete an beiden Enden abschneiden. Sie können sie mit Schale verwenden. Im Spiralizer zu Spiralen drehen. Mit den Zwiebeln ebenso verfahren.

In einer großen Schüssel den Salat, die Avocados, Spiralen und Sprossen anrichten.

Zum Schluss mit der Marinade übergießen.

Apfelsalat mit Rotkohl-Zoodles

4 Äpfel, geraspelt

1 Stange Staudensellerie, fein gewürfelt

50 g Walnüsse, gehackt

¼ Rotkohl

150 ml Joghurt

Saft 1 Zitrone

2 EL Honig

In einer Schüssel die Apfelraspeln, die Selleriewürfel und die Walnüsse mit dem Joghurt und dem Zitronensaft miteinander vermengen.

Den Rotkohl von den welken Blättern säubern und durch das Spiralgerät drehen.

Den Salat mit den Rotkohl-Zoodles bestreuen und mit etwas Honig beträufeln.

Endivien-Roquefort-Salat mit Rote-Bete-Nudeln

1 Kopf Endiviensalat

150 g Roquefortkäse, gewürfelt

2 Avocados, geschält, entkernt, gewürfelt

2 Stück Rote Bete

½ Stange Staudensellerie, in feine Streifen geschnitten

1 Handvoll frischer Schnittlauch, fein gehackt

1 Handvoll Cashewnüsse, fein gehackt

Salz und Pfeffer zum Abschmecken

etwas Öl

Die Rote Bete mit Handschuhen angreifen: An beiden Enden gleichmäßig abschneiden. Dann durch den Spiralizer drehen.

Alle Zutaten miteinander in einer Schüssel vermengen. Die Rote-Bete-Spiralen darüber streuen.

Quinoasalat mit Gurken-Spirelli

80 g Quinoa

200 ml Gemüsebrühe

1 Zwiebel, geschält

3 Gurken

1 Knoblauchzehe, gepresst

60 g Oliven, entkernt, klein geschnitten

100 g Feta, gewürfelt

1 Handvoll frische Petersilie, fein gehackt

Saft 1 Zitrone

Salz und Pfeffer zum Abschmecken

Die Gurken und Zwiebel an beiden Enden abschneiden. Die Gurke kann auch mit Schale verwendet werden. Nun durch das Spiralschneidegerät drehen.

In einem größeren Topf die Quinoa in der Gemüsebrühe für ca. 15 - 20 Minuten gar kochen. Abkühlen lassen.

In einer Schüssel alle Zutaten miteinander vermischen und nach Belieben mit Salz und Pfeffer abschmecken.

Kartoffelsalat mit Mayonnaise und Pastinaken-Radieschen-Spaghetti

8 Kartoffeln, geschält, gewürfelt

10 EL Mayonnaise

1 Gurke, fein gewürfelt

2 Zwiebeln, fein gehackt

3 Pastinaken

1 Radieschen

1 EL Dijonsenf

1 EL Essig

1 Handvoll frische Petersilie, fein gehackt

Salz und Pfeffer zum Abschmecken

etwas Öl

Die Kartoffeln in etwas Wasser ca. 15 Minuten kochen. Abkühlen lassen.

In einer Schüssel den Senf, Essig, Öl und Mayonnaise miteinander vermischen. Damit die Kartoffeln übergießen.

Dann die Gurken untermischen.

Die Pastinaken und Radieschen an beiden Enden abschneiden. Sie können mit Schale verwendet werden. Im Spiralschneider zu langen Zoodles drehen.

Zum Schluss den Salat mit der Petersilie und den Gemüse-Zoodles anrichten.

Würziger Reissalat mit Paprika-Spiralen

150 g Reis

300 ml Gemüsebrühe

50 g Erbsen (aus dem Glas oder tiefgekühlt)

50 g Mais (aus dem Glas oder tiefgekühlt)

50 g Kidneybohnen (aus dem Glas oder Dose)

50 g Schafskäse, gewürfelt

4 Paprikaschoten, verschiedene Farben

Salz und Pfeffer zum Abschmecken

etwas Öl

In einem Topf den Reis in der Gemüsebrühe ca. 10 - 15 Minuten gar kochen. Abkühlen lassen.

In einer Schüssel den Reis mit Erbsen, Mais, den Kidneybohnen und dem Schafkäse gut vermischen. Mit etwas Salz und Pfeffer abschmecken und einen Schuss Öl dazugeben.

Die Paprikaschoten mit einem Messer am Stielansatz einschneiden. Der Länge nach aufschneiden, entkernen und die Venen entfernen. Durch den Spiralschneider drehen.

Den Salat damit bedecken. Es macht sich am besten, wenn verschiedenfarbige Schoten verwendet werden!

Lachssalat mit Spargel-Zoodles

150 g Lachsfilet, in feine Streifen geschnitten

100 g Rucola

5 Stangen Spargel

5 Gewürzgurken (aus dem Glas, ohne Essig)

1 EL Dijonsenf

2 EL Mayonnaise

5 EL Öl

Saft 1 Zitrone

Den Spargel am holzigen Ende putzen und im Spiralschneider in feine Zoodles schneiden.

Den Senf, Mayonnaise, Öl und die Zitrone zu einer Marinade vermengen. Die Lachsstreifen darin kurz ziehen lassen.

In einer Schüssel den Rucola den Lachs und die Gewürzgurken gut miteinander vermischen.

Am Ende noch die Spargel-Zoodles unterheben.

Avocado-Nudelsalat mit Süßkartoffelstreifen

150 g Nudeln

150 g Hähnchenbrustfilet, in feine Streifen geschnitten

100 g Rucola

3 Avocados, geschält, entkernt, in feine Streifen geschnitten

1 Süßkartoffel

1 Handvoll frische Minze, fein gehackt

1 EL Essig

1 TL Balsamicoessig

3 EL Öl

jeweils 1 Prise Cayennepfeffer, Kümmel und Paprikapulver

etwas Öl

Die Nudeln in der zweifachen Menge Wasser in einem Topf ca. 5 Minuten al dente kochen. Herausnehmen, abseihen, auskühlen lassen.

In einer Pfanne die Filetstreifen in etwas Öl ca. 10 Minuten durchbraten. Dabei mit den Gewürzen gegen Ende hin würzen. Herausnehmen.

Die Süßkartoffel an beiden Enden abschneiden und durch den Spiralschneider zu langen Spaghetti drehen. Sie kann mit Schale verwendet werden.

In einer großen Schüssel den Rucola, die Avocadostreifen und das Filet miteinander vermischen.

Den Essig und das Öl vermischen und über den Salat gießen.

Abschließend mit den Süßkartoffelstreifen garnieren.

5. Frühstücksoptionen

Bei den meisten von uns soll es beim Frühstück schnell gehen: Kaffee und Brötchen werden in fünf Minuten heruntergekippt. Wo bleibt dabei der Genuss? In Deutschland nehmen wir uns gerade noch am Sonntag für ein ausgiebiges Frühstück Zeit. Manche von uns kombinieren das mit einem Treffen von Freunden und gehen „brunchen": Frühstück und Mittagessen werden dabei zu einem ausgiebigeren Essen zusammengelegt.

Warum eigentlich haben wir für die wichtigste Mahlzeit am Tag keine Zeit mehr? Sind 15 Minuten wirklich so ungreifbar?

Gesund und gut zu frühstücken, will wahrlich gelernt sein! Am besten schaffen wir das, indem wir zu uns gut tuenden Nahrungsmitteln greifen und uns gleich am Morgen mit den wichtigen Vitaminen und Nährstoffen versorgen. So können wir über den ganzen Tag hindurch fit und satt bleiben: Unsere Gesundheit, unser Wohlbefinden, unsere Figur und selbst unsere Laune werden es uns langfristig danken!

Als Müslifans können wir unser Lieblingsfrühstück ganz wunderbar mit Obstspiralen gesundheitlich und optisch aufpeppen: Von Äpfeln und Birnen bis hin zu Papaya und Kakis können wir dabei alles, was uns schmeckt, beimischen. Und nicht nur das, wir können dabei auch aus einem schier unerschöpflichen Angebot an Zerealien und Pseudozerealien schöpfen: In heimischen Supermärkten findet sich von herkömmlichen Haferflocken und mit Trockenfrüchten versetzten Birchermüslis bis hin zu Exoten wie Amarant- und Quinoaflocken, die mit hohen Eiweißgehalten aufwarten, alles.

Bei den Süßungsmitteln können wir die natürlichen wie Honig und eingeweichte Trockenfrüchte wie Datteln oder Cranberrys wählen oder auch auf natürliche Pflanzenwurzeln wie Stevia oder der mexikanischen Piloncillo setzen. Auch die Milchsorten haben einiges zu bieten: Statt Kuhmilch können wir auf die unserem System besser bekömmlichen pflanzlichen Sorten setzen und geschmacklich bleiben wir dabei sicher nicht mehr auf der Strecke: Die schlauen Köpfe der Nahrungsmittelindustrie haben sich schmackhafte und innovative Produkte wie Kokos-, Hanf- und selbst Lupinenmilch ausgedacht.

Brote, Bagels, Wraps, Sandwiches, Toasts & Co lassen sich farbenfroh mit grünen Spiralen aus Sellerie, Spargel oder auch aus Kürbis oder Roter Bete aufpeppen. Sie geben ihnen sozusagen den letzten optischen Schliff und lassen sie appetitlicher aussehen, als sie ohnehin schon sind. Besonders gut eignen sich hier zum Belegen basische Produkte wie Avocados, Kürbisse, Salate, Wildkräuter, Samen und Nüsse, Aufstriche, Hülsenfrüchte und Biobutter, etwas Käse und hin und wieder auch Wurst oder Speck. Am besten greifen Sie immer zu den Vollkornprodukten oder bei Allergien zu glutenfreien Produkten oder Erzeugnissen, die aus Mais oder Pseudogetreidesorten hergestellt sind.

Deftigere Gerichte wie Eierspeisen und Omeletts lassen sich ebenfalls wunderbar mit Gemüsenudeln verfeinern: Wie wäre es beispielsweise mit einem Champignonomelett mit Pastinaken-Zoodles oder Speckeierspeise mit Spargel-Nudeln? Das klingt doch lecker und verführerisch genug, um sich 15 Minuten zu nehmen und ausgiebig und gut zu frühstücken!

Auch Pseudogetreide und Getreide können deftig zubereitet werden: Sie lassen sich mit ein wenig Lachs, Geflügel, Speck, Käse, Hülsenfrüchten oder auch Pilzen verfeinern. Unter alle diese Gerichte kann man problemlos Gemüsenudeln mischen, um sie optisch und geschmacklich aufzuwerten. Getreide- und Pseudogetreidesorten kann durch das Hinzufügen von Trockenfrüchten, Honig oder Süßungsmitteln auch ein süßerer Touch verliehen werden. Gerade hierzu passen besonders gut einige farbenfrohe und frische Obstnudeln.

Diese Mischungen schmecken meistens auch erfrischend gut und interessant!

Wie Sie sehen, sind der Fantasie bei den Frühstücksoptionen keine Grenzen gesetzt. Vor allem Menschen, die sich schwer dazu motivieren können, ein regelmäßiges oder größeres Frühstück zu essen, können die bunten Spiralen Leben in die Nahrung bringen. Es macht Spaß, das Grünzeug zu drehen und die Gerichte damit zu dekorieren. Auch Kinder, die manchmal die größeren Frühstücksmuffel sind, kann man mit den Gemüsenudeln dazu motivieren, zu einem herzhaften Frühstück zu greifen.

Birchermüsli mit Birnen-Nudeln

400 ml Joghurt

1 EL Mandelmus

40 g Leinsamen

70 g Haferflocken

2 kleine Birnen, ohne Stiel und Kerngehäuse

1 Handvoll Rosinen

Aus den Birnen das Gehäuse ausstechen und im Spiralschneider in lange Nudeln drehen.

In einer großen Schüssel den Joghurt hineingeben und dann die anderen Zutaten unterheben. Zum Schluss mit den Birnen-Spiralen und Rosinen dekorieren.

Speckeierspeise mit Spargel-Zoodles

6 Eier

150 g Speck, in feine Streifen geschnitten

2 Stangen Spargel

1 rote Zwiebel

1 weiße Zwiebel

1 Knoblauchzehe, gepresst

1 Handvoll frischer Schnittlauch, fein gehackt

Salz und Pfeffer zum Abschmecken

etwas Öl

Die Eier in einer Schüssel mit etwas Salz und Pfeffer verquirlen. Dann den Speck und den gepressten Knoblauch dazugeben.

In einer größeren Pfanne die Eimasse in etwas Öl zu einer Eierspeise verkochen und ca. 10 Minuten auf kleiner Flamme fest werden lassen.

Das frische Gemüse an beiden Enden gleichmäßig abschneiden und durch das Spiralschneidegerät drehen.

Die Eierspeise auf Tellern anrichten und mit den Gemüsenudeln verzieren. Zum Schluss noch etwas Schnittlauch darüber streuen.

Pilzomelette mit Radieschen-Spiralen

6 Eier

150 g Pilze Ihrer Wahl, gewürfelt (Champignons, Austernpilze)

50 g Blattspinat, fein gehackt

8 Radieschen

Salz und Pfeffer zum Abschmecken

etwas Öl

Die Eier aufschlagen und in einer Schüssel mit den Pilzen und dem Spinat verquirlen. Mit Salz und Pfeffer abschmecken.

In einer größeren Pfanne die Eimasse in etwas Öl zu einer Eierspeise verkochen und ca. 10 Minuten auf kleiner Flamme fest werden lassen.

Die Radieschen an beiden Enden gleichmäßig abschneiden. Sie können mit Schale verwendet werden. Dann durch den Spiralizer drehen.

Die Eierspeise auf Tellern anrichten und mit den Radieschen-Spiralen bestreuen.

Lachstoast mit Gemüsespaghetti

8 Scheiben Vollkorntoast

30 g Butter

70 g Lachs, in feine Streifen geschnitten

1 Zwiebel

100 g Spargel

1 Handvoll frische Petersilie, fein gehackt

Die Zwiebel und Spargel an beiden Enden abschneiden und mit dem Spiralschneider in feine Spaghetti drehen.

Die Scheiben Vollkorntoast im Toaster toasten und herausnehmen.

Auf die Toastscheiben die Butter und den Lachs geben und darauf die Gemüsenudeln verteilen.

Zum Schluss mit der gehackten Petersilie dekorieren und genießen.

Hummus-Wraps mit Paprika-Spiralen

4 Vollkorn Wraps

200 g Hummus

50 g Feldsalat

3 Tomaten, ohne Stielansatz, in feine Scheiben geschnitten

3 Paprikaschoten

50 g Sprossen (Alfalfa, Mungobohnen)

Die Paprikaschoten am Stielansatz mit einem Messer aufschneiden, entkernen und die Venen entfernen. Dann im Spiralschneider in feine Gemüsefäden verwandeln.

Die Wraps in einer Pfanne auf beiden Seiten anwärmen.

Dann auf einer Arbeitsfläche ausbreiten und im Zentrum mit dem Hummus bestreichen. Danach den Salat, die Tomaten, und die Sprossen darauf nach Belieben verteilen. Zum Schluss die Paprika-Spiralen hinzugeben und zusammenrollen.

In der Mitte mit einem Messer in zwei Teile teilen und genießen.

Getreideschüssel mit Gemüsenudeln

150 g Reis, Grünkern, Couscous, Hirse, Amarant, Quinoa, Kamut

200 g Pilze Ihrer Wahl, gewürfelt (Champignons, Austernpilze)

2 Zwiebeln

3 Stück Rote Bete

1 Handvoll frischer Thymian, fein gehackt

Salz

etwas Öl

Die Rote Bete mit Handschuhen auf beiden Seiten gleichmäßig abschneiden und durch den Spiralschneider drehen. Mit den Zwiebeln ebenso verfahren.

Die zweifache Menge Wasser in einem größeren Topf aufkochen und dann das Getreide dazugeben. Ca. 15 - 20 Minuten köcheln lassen, bis es gar gekocht ist.

Inzwischen die Pilze in etwas Öl in einer Pfanne für ca. 10 Minuten auf kleiner Flamme andünsten.

In einer Schüssel die Gemüsenudeln und Pilze dem Getreide untermischen und mit Thymian garniert servieren.

Getreideflocken mit Papayaspiralen

150 g Hafer-, Amarant- oder Quinoaflocken

250 ml Joghurt

1 Papaya, geschält

Saft 1 Zitrone

1 EL Honig

Die Flocken vor dem Frühstück für ca. 20 Minuten im Joghurt einweichen, bis sie weich sind.

Die Papaya der Länge nach vierteln und mit einem Messer entkernen. Im Spiralschneider daraus vorsichtig lange Spiralen drehen. Mit Zitronensaft beträufeln.

Beim Servieren die Flocken mit den Papayaspiralen nach Lust und Laune bestreuen.

Zum Schluss noch mit Honig beträufeln.

Chiapudding mit Nektarinen-Zoodles

100 g Chiasamen

150 ml Milch

4 Nektarinen

1 Handvoll Nüsse Ihrer Wahl (Mandeln, Walnüsse), fein gehackt

1 EL Agavensirup

Die Nektarinen aufschneiden und entkernen. Vorsichtig mit der Haut in das Gerät einspannen und fruchtige Zoodles herausdrehen.

Die Chiasamen in einer größeren Schüssel vor dem Frühstück für ca. 20 Minuten in der Milch aufquellen lassen.

Am Ende in einem hohen Glas anrichten und darüber die Nektarinen-Zoodles, und Nüsse Ihrer Wahl streuen.

Zum Schluss noch mit etwas Agavensirup beträufeln.

Süßes Getreide mit Mangospiralen

100 g Quinoa, Amarant oder Couscous (diese Getreidearten sind geschmacksneutraler als andere)

2 Mangos, geschält

1 Handvoll Datteln oder Cranberrys, kurz in Wasser eingeweicht, gewürfelt

1 EL Honig

Die Mangos der Länge nach anschneiden und das Fruchtfleisch herauslösen. Nun vorsichtig im Spiralschneider Obstspiralen herausdrehen.

In der zweifachen Menge Wasser das Getreide für ca. 20 Minuten auf kleiner Hitze gar kochen.

In einer größeren Schüssel mit den Dattel-/Cranberrywürfeln vermengen. Nun noch die Mangospiralen darüber streuen.

Zum Schluss den Honig darüber träufeln.

6. Hauptspeisen

In Deutschland bringen wir zum Mittag- und manchmal auch zum Abendessen die meisten Kalorien auf den Tisch. Zumeist setzen wir dabei auf schwere Kost wie Fleisch und Geflügel. Die Beilagen werden oft weggelassen.

Die Gemüsenudeln können uns helfen, wieder gesünder und ausgewogener zu essen. Sie müssen dabei nicht den Hauptteil der Speisen bilden, sondern können auch einen kleineren Teil des Gerichts ausmachen.

Besonders gut für leicht bekömmliche Mahlzeiten, die uns nicht schwer im Magen liegen, sind Geflügel, Lachs, Hülsenfrüchte, Kartoffeln, Vollkorngetreide, Pseudogetreidearten und Fleischersatzprodukte. Dabei können wir auf besonders günstige Nahrungsmittelkombinationen setzen, die uns gut mit allen wichtigen Vitaminen, Spurenelementen und Ballaststoffen versorgen. Diese sind beispielsweise dadurch bedingt, dass sich die Aminosäuren verschiedener Lebensmittel gegenseitig positiv komplementieren: Kartoffeln mit Milchprodukten (Kartoffeln mit Cottage-Käse), Getreide mit Eiern (Dinkelbratlinge mit Ei), Getreide mit Hülsenfrüchten (Grünkern mit Bohnen), Getreide mit Milchprodukten (Brot mit Käse) oder Hülsenfrüchte mit Milchprodukten (Hummus mit Joghurtsoße). Es müssen nicht immer die drei täglichen Portionen tierisches Eiweiß sein, um sich gut zu ernähren. Je fleischloser, desto basischer und besser für unsere Gesundheit.

Zucchini-Zoodles mit Shrimps

200 g Shrimps

2 Zucchini

2 Zwiebeln

4 Tomaten, ohne Stielansatz, gewürfelt

1 Knoblauchzehe, gepresst

1 Handvoll frisches Basilikum, fein gehackt

Saft 1 Zitrone

etwas Öl

Die Zucchini und Zwiebeln an beiden Enden gleichmäßig abschneiden. Durch den Spiralizer drehen.

Die Shrimps in einer Pfanne in etwas Öl und Zitronensaft ca. 5 Minuten knackig braten. Die Knoblauchzehe dazugeben und kurz für das Aroma mitdünsten lassen.

In einer großen Schüssel die Shrimps und die Gemüsenudeln anrichten.

Anschließend mit frischem Basilikum bestreuen.

Lachs mit Gemüsenudeln

200 g Lachsfilet, in feine Streifen geschnitten

2 Karotten

1 Spargelstange

1 Knoblauchzehe, gepresst

Saft 1 Zitrone

2 EL Senf

2 EL Honig

Salz und Pfeffer

Den Lachs in einer beschichteten Pfanne für ca. 10 Minuten von allen Seiten anbraten.

Die Karotten und den Spargel putzen und durch den Spiralschneider drehen.

Den Senf und Honig mit etwas Salz und Pfeffer zu einer cremigen Soße rühren.

Den Lachs auf einem Teller anrichten. Die Spiralen darauf verteilen. Mit der Soße beträufeln.

Geflügel mit Zucchini-Zoodles

300 g Hühnerbrustfilet, in dicke Würfel geschnitten

2 Zucchini

5 Tomaten, ohne Stielansatz, in kleine Stücke geschnitten

1 Knoblauchzehe, fein gehackt

50 g Parmesan

150 g Sahne

1 Handvoll frisches Basilikum, fein gehackt

Salz und Pfeffer zum Abschmecken

etwas Öl

In einer Pfanne in etwas Öl die Hühnerwürfel für ca. 5 Minuten anbraten. Die Tomaten hinzugeben, dann den Knoblauch und für ca. 10 Minuten dünsten.

Die Sahne und den Parmesan dazugeben, bis der Käse zerschmolzen ist.

Die Zucchini an beiden Enden putzen und durch den Spiralschneider drehen.

In einem Teller die Zucchini-Zoodles anrichten und darauf die Hühnerwürfel mit den restlichen Zutaten platzieren.

Geflügel mit bunten Spiralen

200 g Hühnerbrustfilet, in feine Streifen geschnitten

100 g Rucola

5 Tomaten, ohne Stielansatz, gewürfelt

1 Karotte

½ Hokkaidokürbis, geschält

1 Zwiebel

1 Knoblauchzehe, gepresst

30 g Parmesan

1 Handvoll frischer Thymian, fein gehackt

Salz und Pfeffer zum Abschmecken

etwas Öl

Den Kürbis vierteln und entkernen. Die Karotte an beiden Enden abschneiden, die Zwiebel ebenfalls. Alle drei Gemüsesorten im Spiralschneider zu feinen Nudeln drehen.

In einer größeren Pfanne das Öl erhitzen und die Hühnchenstreifen darin etwas anbraten. Danach die Tomaten, den Knoblauch und den Thymian hinzugeben.

Die Gemüsenudeln in die Pfanne geben und kurz mitdünsten.

Zuletzt auf einem Teller anrichten und mit etwas Thymian bestreut servieren.

Räuchertofu mit Gemüsespaghetti

250 g Räuchertofu, in Würfel geschnitten

1 Spargel

1 Karotte

2 Stück Rote Bete

½ Stange Staudensellerie

Salz und Pfeffer zum Abschmecken

1 Handvoll frische Minze, fein gehackt

Saft 1 Zitrone

etwas Öl

In einer großen Pfanne in etwas Öl den Tofu andünsten und für etwa 10 Minuten auf mittlerer Hitze schmoren.

Das Gemüse an jeweils beiden Enden abschneiden und durch den Spiralizer drehen. Die Gemüsespiralen in die Pfanne geben und kurz mitdünsten.

Abschließend auf einem Teller servieren und mit einer Marinade aus Öl, Zitronensaft und Minze übergießen.

Gemüsenudeln mit Sojahack

3 Zucchini

100 g Sojagranulat

4 Tomaten, ohne Stielansatz, fein gehackt

2 Paprikaschoten, ohne Stielansatz, entkernt, fein geschnitten

1 Zwiebel, fein gehackt

1 Knoblauchzehe, gepresst

1 Handvoll frisches Basilikum, fein gehackt

Salz und Pfeffer zum Abschmecken

150 ml Gemüsebrühe

50 g Parmesan

etwas Öl

Die Zucchini an beiden Enden abschneiden. Durch den Spiralizer drehen, sodass lange Gemüsefäden entstehen.

In einem größeren Topf die Gemüsebrühe aufkochen, das Sojagranulat hineingeben und für ca. 5 Minuten auf kleiner Flamme kochen. Mit einer Gabel durch ein Sieb drücken, sodass die überschüssige Brühe herausgepresst wird.

In einer großen Pfanne in etwas Öl die Zwiebel und den Knoblauch goldbraun anbraten. Die Tomaten dazugeben und das Sojagranulat untermischen. Auf kleiner Hitze für ca. 5 Minuten köcheln lassen. Mit Salz und Pfeffer abschmecken. Vom Herd nehmen und auskühlen lassen.

Dann die Gemüsenudeln mit dem Sojahack übergießen und mit geriebenem Parmesan bestreuen.

Mit etwas frischem Basilikum garniert servieren.

Seitan mit Kürbis-Zoodles

250 g Seitan, gewürfelt

200 g Pilze Ihrer Wahl, gewürfelt (Champignons, Austernpilze)

1 Hokkaidokürbis, geschält

2 Zwiebeln, fein gehackt

2 Knoblauchzehen, gepresst

Salz und Pfeffer zum Abschmecken

etwas Öl

Den Kürbis vierteln und vorsichtig entkernen. In einem Spiralschneider zu Spiralen drehen.

In einer großen Pfanne in etwas Öl die Zwiebeln und den Knoblauch goldbraun braten. Die Seitanwürfel hinzugeben und auf kleiner Hitze von allen Seiten anbraten.

Dann die Pilze dazugeben und etwa 10 Minuten mitköcheln.

Auf einem Teller anrichten und mit den Kürbis-Zoodles bestreuen.

Nach Belieben mit Salz und Pfeffer abschmecken.

Hirse-Pilzsalat mit Rote-Bete-Rotkraut-Spaghetti

100 g Hirse

150 ml Gemüsebrühe

150 g Pilze Ihrer Wahl, gewürfelt (Champignons, Austernpilze)

2 Tomaten, ohne Stielansatz, gewürfelt

2 Stück Rote Bete

¼ Rotkraut

½ Bund Petersilie, fein gehackt

Saft 1 Zitrone

Salz, Pfeffer

etwas Olivenöl

Die Rote Bete mit Handschuhen an beiden Seiten abschneiden. Sie kann mit Schale verwendet werden. Das Rotkraut von den weicheren und welkeren Blättern befreien. Beide Gemüsesorten durch den Spiralizer drehen.

In einem großen Topf die Gemüsebrühe aufkochen und die Hirse bei kleiner Hitze ca. 10 - 15 Minuten kochen, bis sie gar ist. Die Pilze und Tomaten dazugeben und ca. 5 weitere Minuten köcheln. Abkühlen lassen.

In einer Schüssel alle Zutaten miteinander vermischen und nach Belieben mit Salz und Pfeffer abschmecken.

Quinoa mit Auberginennudeln

100 g Quinoa

200 ml Gemüsebrühe

4 Tomaten, ohne Stielansatz, gewürfelt

1 Aubergine

Salz und Pfeffer zum Abschmecken

etwas Öl

In einem mittelgroßen Topf die Quinoa für ca. 15 Minuten in der Gemüsebrühe kochen, bis sie goldgelb ist.

Währenddessen in einer Pfanne in etwas Öl die Tomatenwürfel hinzufügen und weitere 5 Minuten dünsten lassen.

Die Aubergine an beiden Enden abschneiden. Am besten schälen und durch den Spiralizer drehen. Die Spiralen salzen und ca. 15 Minuten ziehen lassen.

Zum Schluss in einer großen Schüssel die Quinoa mit den Pilzen, Auberginennudeln und Tomaten vermischen und nach Belieben mit Salz und Pfeffer abschmecken.

Rindfleisch mit bunten Zoodles

200 g Rindfleisch, in dünne Streifen geschnitten

2 Zucchini

1 Karotte

1 Pastinake

½ Avocado, entkernt, gewürfelt

4 Tomaten, ohne Stielansatz, gewürfelt

1 Handvoll frischer Schnittlauch, fein gehackt

100 g Crème fraîche

Salz und Pfeffer zum Abschmecken

etwas Öl

In einer großen Pfanne in etwas Olivenöl das Rindfleisch ca. 5 Minuten braten. Die Tomaten dazugeben und ca. 5 weitere Minuten mitdünsten.

Die Zucchini, Karotten und Pastinake mit dem Spiralizer zu Gemüsenudeln schneiden.

Die Zoodles zum Rindfleisch dazugeben, damit sie angedünstet werden.

Die Zoodles auf einem Teller zu einem Nest anrichten und darüber das Fleisch, die Avocadowürfel, Tomaten und den Schnittlauch anrichten.

Zum Schluss noch mit etwas Crème fraîche beträufeln.

Schweinefleisch mit Fisolen und Spargel-Zoodles

200 g Schweinefleisch, in feine Streifen geschnitten

100 g Fisolen

5 Spargelstangen

50 g Rucola

50 g Cocktailtomaten

1 Zwiebel, fein gehackt

1 Knoblauchzehe, gepresst

1 Handvoll frischer Thymian, fein gehackt

Salz und Pfeffer zum Abschmecken

etwas Öl

Das Schweinefleisch in etwas Öl für ca. 5 Minuten von beiden Seiten goldbraun in einer Pfanne braten. Die Zwiebel und Knoblauchzehe dazugeben und ca. 5 weitere Minuten dünsten.

Die Fisolen an beiden Enden putzen und in etwas Wasser für 5 Minuten kochen. Mit etwas Wasser im Mixer zu einem Püree vermixen.

Den Spargel am holzigen Ende putzen und durch den Spiralizer drehen.

Auf einem Teller das Schweinefleisch anrichten, einen Klecks Fisolen-Püree dazugeben und daneben ein Nest aus Rucola und den Spargel-Zoodles anrichten und darüber die Cocktailtomaten streuen.

Zum Schluss mit Thymian bestreuen.

Kürbisnudeln mit Käse-Nusssoße

1 Hokkaidokürbis, geschält

15 g Walnüsse, gemahlen

25 ml Gemüsebrühe

100 g Schmelzkäse

Salz und Pfeffer zum Abschmecken

Den Kürbis vierteln und entkernen. Im Spiralschneider zu Gemüsefäden verarbeiten.

In einer Pfanne die Nüsse in etwas Öl rösten. Mit der Gemüsebrühe ablöschen. Den Schmelzkäse dazugeben und verschmelzen lassen.

Die Kürbisspiralen in einem Teller anrichten und mit der Soße übergießen.

Brokkolinudeln mit Nusssoße

300 g Brokkoli

2 Scheiben Weißbrot

150 ml Milch

50 g Walnüsse, gemahlen

50 g Parmesan

1 Knoblauchzehe

1 Handvoll Petersilie, fein gehackt

Salz und Pfeffer zum Abschmecken

Saft 1 Zitrone

etwas Öl

Beim Brokkoli den Strunk von den Röschen trennen. Die Strunkstücke schälen und durch den Spiralschneider drehen.

Die Nüsse in einer Pfanne in etwas Öl ca. 5 Minuten auf kleiner Flamme rösten.

In einer Schüssel das Weißbrot mit der Milch für ca. 5 Minuten einweichen. Den Parmesan, Knoblauch, den Zitronensaft, die Nüsse und die Petersilie dazugeben.

Die Gemüsenudeln auf einem Teller anrichten und mit der Nusssoße übergießen.

Gemüsenudeln mit Erdnusssoße

2 Karotten

1 Zucchini

1 Süßkartoffel

1 Pastinake

70 g Erdnüsse

1 Knoblauchzehe, fein gehackt

25 g Parmesan

1 Handvoll Basilikum, fein gehackt

Salz und Pfeffer zum Abschmecken

etwas Olivenöl

Die Karotten, Süßkartoffel, Zucchini und Pastinake an beiden Enden abschneiden. Alle können mit Schale verwendet werden. Durch den Spiralschneider drehen.

Für die Soße die Erdnüsse, das Basilikum, den geriebenen Parmesan, etwas Olivenöl und Salz und Pfeffer in einem Mixer zu einem feinen Mus pürieren.

Die Gemüsenudeln in einer Salatschüssel anrichten und mit der Soße übergießen.

Pasta mit Fenchel-Zoodles

100 g Pasta Ihrer Wahl

3 Fenchelknollen

6 Tomaten, ohne Stielansatz, gewürfelt

1 Zwiebel, fein gehackt

1 Knoblauch, fein gehackt

150 g Roquefort, gewürfelt

1 Handvoll frisches Basilikum, fein gehackt

Salz und Pfeffer zum Abschmecken

etwas Olivenöl

Die Fenchelknollen an beiden Enden gleichmäßig abschneiden. Durch das Spiralgerät drehen.

Die Pasta für ca. 5 Minuten in heißem Wasser al dente kochen. Herausnehmen, abseihen und abkühlen lassen.

Die Tomaten mit der Zwiebel und dem Knoblauch in etwas Öl in einer Pfanne goldbraun braten. Die Fenchelspiralen kurz mitdünsten.

In einer Schüssel die Pasta anrichten und den Rest der Zutaten dazugeben.

Zum Schluss mit den Roquefortwürfeln und dem Basilikum bestreuen.

Pasta mit Gemüsenudeln

100 g Pasta Ihrer Wahl

2 Zucchini

1 rote Zwiebel

1 weiße Zwiebel

200 g Mozzarella, in feine Streifen geschnitten

150 g Cocktailtomaten, halbiert

20 g Parmesan

1 Handvoll frisches Basilikum, fein gehackt

Salz und Pfeffer zum Abschmecken

etwas Olivenöl

Die Zucchini und die Zwiebeln an beiden Enden gleichmäßig abschneiden. Durch das Spiralgerät drehen, sodass lange, farbenfrohe Gemüsenudeln entstehen.

Die Pasta für ca. 5 Minuten in heißem Wasser al dente kochen. Herausnehmen, abseihen und abkühlen lassen.

Die Pasta in einer Schüssel anrichten, und mit den restlichen Zutaten vermischen. Zum Schluss die Gemüsenudeln nach Lust und Laune über die Pasta streuen. Mit etwas Basilikum und Parmesan garnieren.

Kartoffeln mit Rettichnudeln

6 große Kartoffeln

100 g Cottage-Käse

3 Rettichwurzeln

1 Handvoll frischer Schnittlauch, fein gehackt

Saft 1 Zitrone

Salz und Pfeffer zum Abschmecken

Die Kartoffeln schälen und in heißem Wasser für ca. 15 - 20 Minuten weich kochen.

Den Käse mit dem Schnittlauch, dem Zitronensaft und Salz und Pfeffer zu einer Soße verquirlen.

Den Rettich an dem dünnen Ende so weit abschneiden, dass er dick genug ist, um spiralisiert zu werden. Am anderen Ende die Blätter und den Stielansatz abschneiden. Durch das Spiralschneidegerät drehen.

Die Kartoffeln in der Hälfte anschneiden, mit der Käsesoße übergießen und zum Schluss die Rettich-Zoodles darauf verteilen.

7. Desserts und Nachspeisen

Desserts und Nachspeisen wird zumeist besondere Kochliebe gewidmet: Fast akribisch werden die Gerichte zubereitet und dekoriert, um sie möglichst ansehnlich auf den Tisch zu bringen. Mit den Obst-Zoodles sorgen Kochliebhaber nun für neue optische Überraschungen.

Bei den Dessertvorlieben scheiden sich bei jedem die Geister: Manche Menschen lieben Kuchen, einige schwärmen für saftige und cremige Torten und andere wiederum bevorzugen leichte Desserts. Vor allem Kinder lieben hier wieder die optisch ansprechenden Nachspeisen, und mit den Obstnudeln lassen sie sich leicht zu gesünderen Desserts verlocken.

Vor allem bei den Obstspaghetti müssen wir beachten, dass wir auf festeres, noch nicht überreifes Obst zurückgreifen. So werden die Spaghetti schön gleichmäßig und präsentabel und vermatschen nicht.

Bayrische Creme mit Pfirsich-Zoodles

300 g Staubzucker

250 ml Milch

4 Eigelbe

½ P. Vanillezucker

6 Gelatineblätter

6 große Pfirsiche

500 ml Schlagsahne

In einer Schüssel die Eigelbe mit dem Staubzucker mit einem Mixer cremig schlagen.

Den Vanillezucker mit der Milch in einem Topf vermischen und zum Kochen bringen.

Die heiße Milch nun sehr langsam und unter stetigem Rühren, in die Eiermasse hineingießen. Bei kleiner Flamme weiterschlagen, bis eine dicke Masse entsteht.

Die Gelatine in einem Topf in kaltem Wasser einweichen. Dann mit einer Gabel ausdrücken.

Die Gelatine zur Eiermasse dazu rühren. Kaltstellen, bis alles geliert.

Die Schlagsahne steif schlagen und unterheben.

In kleine Förmchen füllen und über Nacht kaltstellen.

Am nächsten Tag die Pfirsiche halbieren und entkernen. Vorsichtig durch den Spiralschneider drehen. Die Creme mit den Pfirsich-Zoodles servieren.

Rote Grütze mit süßen Rote-Bete-Nudeln

100 g Himbeeren

100 g Erdbeeren

100 g Brombeeren

100 g Preiselbeeren

2 Stück Rote Bete

5 EL Rohrzucker

5 EL Speisestärke

200 ml Rotwein

1 Vanilleschote

150 ml Sahne

30 g Staubzucker

In einem größeren Topf die Beerensorten mit dem Rohrzucker bei kleiner Flamme dünsten.

In einer separaten Schüssel die Speisestärke mit dem Rotwein unter Verwendung eines Schneebesens einrühren.

Die Stärke-Rotwein-Mischung über die Beeren gießen und ca. 5 weitere Minuten köcheln lassen. Dann abkühlen und für 1 - 2 Stunden kühl stellen.

Die Rote Bete mit Handschuhen an beiden Enden abschneiden. Durch den Spiralschneider drehen. In einem Teller mit Staubzucker wälzen, sodass sie schön süß werden.

Die Grütze in Gläser füllen und mit den Rote-Bete-Zoodles dekorieren.

Milchreis mit Birnen-Zoodles

100 g Reis

½ l Milch

2 EL Zucker

2 Birnen, entstielt

1 Prise Zimt

1 Handvoll Rosinen

1 Handvoll frische Minze, gehackt

Die Birnen mit einem Stecher aushöhlen. Sie können mit der Schale durch den Spiralschneider gedreht werden.

In einem größeren Topf die Milch erwärmen und den Reis mit den Rosinen ca. 10 Minuten auf kleiner Flamme kochen. Nach Belieben mit Zucker süßen.

Den Milchreis dann in eine Auflaufform streichen und für ca. 15 Minuten im Backrohr bei 180 Grad goldbraun backen.

Am Ende auf einem Teller eine Portion Reis anrichten und mit den Zoodles und der Minze servieren. Schmeckt sehr frisch und lecker!

Süße Quinoa mit Kakinudeln

80 g Quinoa

1 Handvoll Datteln, entkernt

4 Kakis, geschält

1 Prise Stevia oder 2 EL Honig

Die Quinoa in der zweifachen Menge Wasser in einem größeren Topf für ca. 20 Minuten kochen. Abkühlen lassen.

Die Datteln untermischen und nach Belieben mit Stevia oder Honig süßen.

Die Kaki vorsichtig durch das Spiralschneidergerät drehen.

Zum Schluss die Kakinudeln unter die Quinoa mischen.

Quarkspeise mit Honigmelonenstreifen

300 g Quark

50 ml Sahne

2 EL Rohrzucker oder Honig

2 Honigmelonen, geschält

In einer größeren Schüssel den Quark, die Sahne und den Honig zu einer gleichmäßigen Masse rühren.

Die Honigmelonen vierteln und vorsichtig entkernen. Dann behutsam durch den Spiralschneider zu feinen Obststreifen drehen.

Die Quarkmischung in hohen Gläsern halb voll anrichten und die Honigmelonenstreifen darüber türmen.

Birnen-Schoko-Cupcakes mit Birnenspiralen

150 g Mehl

150 g Staubzucker

100 g Butter oder Margarine

2 Eier

5 Birnen, entstielt

½ Zitrone, gerieben

1 TL Backpulver

150 ml Milch

50 g Kochschokolade

250 g Kochschokolade

250 ml Schlagsahne

Den Backofen auf 180 Grad vorheizen.

4 der Birnen schälen, entkernen und fein raspeln.

Die 5. Birne entkernen und vorsichtig durch den Spiralschneider zu Streifen drehen. Sie kann mit Schale verwendet werden.

Die 50 g Schokolade mit der Butter oder Margarine im Wasserbad zerschmelzen und abkühlen lassen.

Die Eier in einer Schüssel mit dem Zucker zu einer schaumigen Masse schlagen. Dann die Butter-Schokolade-Masse langsam einrühren.

In einer separaten Schüssel das Mehl mit dem Backpulver vermengen und danach die Milch dazu mischen.

Alle Zutaten miteinander vermengen und zum Schluss die Birnenraspel dazugeben, bis ein homogener Teig entsteht.

Den Teig in eine mit Papierförmchen ausgelegte Cupcake-Form gießen und ca. 20 Minuten im Ofen backen. Herausnehmen und die Cupcakes abkühlen lassen.

Inzwischen im Wasserbad die 250 g Schokolade mit der Sahne verschmelzen, bis eine dicke Masse entsteht. Dann wegnehmen und abkühlen lassen. In einen Spritzbeutel mit Sternaufsatz geben und als Creme auf die Cupcakes spritzen.

Zum Schluss mit den Birnenstreifen verzieren.

Vanilleeis mit Papaya-Zoodles

100 g Vanilleeis

1 Papaya, geschält

1 Prise Zimt

Die Papaya vierteln und vorsichtig entkernen. Durch den Spiralschneider drehen, sodass lange Nudeln entstehen.

Das Vanilleeis in einem höheren Glas anrichten und mit den Papaya-Zoodles garnieren.

Zum Schluss mit einer Prise Zimt bestreuen.

Tapiokaperlen mit Mangostreifen

25 g Tapiokaperlen

150 ml Milch

100 ml Sahne

30 g Zucker

2 EL Kokosraspeln

2 Mangos, geschält

1 TL Speisestärke

1 EL Rohrzucker

Die Tapiokaperlen in eine Schüssel geben, mit heißem Wasser bedecken und ca. 10 Minuten einweichen.

Die Milch mit der Sahne, dem Zucker und den Kokosraspeln in einem Topf auf kleiner Hitze aufkochen. Die Tapiokaperlen hinzufügen und unter Rühren auf kleiner Hitze ca. 15 Minuten köcheln lassen, bis die Perlen durchsichtig sind.

Die Masse in hohe Gläser füllen, sodass sie halb vollgefüllt sind, und im Kühlschrank für 2 - 3 Stunden fest werden lassen.

Die Mangos von beiden Seiten mit dem Messer bearbeiten und das Fruchtfleisch heraustrennen. Vorsichtig durch den Spiralschneider drehen.

Die Mangostreifen über die halb volle Tapiokamasse türmen.

8. Schlusswort

Wenn Sie das nächste Mal in den Supermarkt oder auf den Markt gehen, dann sehen Sie sich mal das frische Angebot genauer an: Es ist geradezu grenzgenial, was sich alles mit Gemüse und Obst in Spiralschneidern anstellen lässt. Die Geräte machen aus allen Sorten optische Hingucker für unsere Speisen und lassen selbst die eingefleischten Kochmuffel noch Hand an sie legen!

Die Natur wartet mit einigem Angebot an interessanten Lebensmitteln auf. Viele davon verwenden wir in unserem täglichen Alltag gar nicht mehr, und so kann das Kochen mit dem Spiralschneider eine Wiederentdeckung verloren gegangenen Kochwissens werden! Bei den Gemüse- und Obstsorten eignen sich im Grunde alle Sorten, die ein festes Produkt sind oder ein härteres Fruchtfleisch haben. Sie sollten auf die eher reiferen Sorten verzichten und die weichen oder unförmigen Sorten wie Tomaten, Avocados oder Pilze gänzlich weglassen. Durch das Kochen mit diesen Lebensmitteln können wir auch solche wieder in unseren Speiseplan integrieren, die in Deutschland eher ein Stiefmütterchendasein fristen: Radieschen, Pastinaken, Kürbisse, Rettiche oder beispielsweise die verschiedenen Kohlsorten.

Alle Gerichte eignen sich für die bunten und farbenfrohen Gemüse- und Obstnudeln: Sie können mit ihnen Vorspeisen, Salate und Suppen, Hauptgerichte und selbst Desserts in optische Hingucker verwandeln. Ihrer Fantasie sind dabei keine Grenzen gesetzt. Vor allem die neutral schmeckenden Gemüsesorten wie Rote Bete und Kürbis lassen sich auch in Desserts einsetzen. Obstsorten wie Äpfel und Kaki schmecken auch als Kontrast in deftigen Suppen gut. Alle Kombinationen, die Ihnen gut schmecken, sind hier erlaubt. Binden Sie auch Kinder in das Zubereiten von diesen Gerichten mit ein. So lernen sie schon von klein auf die interessanten Sorten, ihre Verwendung und Zubereitung kennen.

Bei den Spiralschneidern gibt es verschiedene Geräte, die in unterschiedlicher Form und mit verschiedenen Features kommen. Probieren Sie die Schneider am besten direkt beim Küchenprofi aus. Falls Sie noch nicht so überzeugt sind, tasten Sie sich schrittweise an diesen neuen Kochtrend heran: Einsteiger, die nur hin und wieder die Gemüsespiralen verwenden wollen, sind mit preiswerten sanduhrförmigen Geräten bestens bedient. Ambitionierte Kochprofis und Köche können auf Spiralschneider mit Kurbel und elektrische Geräte setzen. So reduziert sich der Herstellungsaufwand um ein Vielfaches und die Nudeln kommen ruckzuck aus dem Gerät. Besonders raffiniertere Geräte haben mehr als einen Messereinsatz, und so können verschiedene Stärken und Formen der Nudeln zu Hause hergestellt werden.

Es macht auch Spaß, mehr Gemüse und Obst zu essen. Außerdem ist es ungemein gesund! Vor allem, wenn wir uns eine basisüberschüssige Ernährung zulegen, die aus uns wohltuenden Lebensmitteln besteht, und unseren Körper und Geist in Topform hält. Besonders lassen sich Kinder, die im allgemeinen Gemüse- und Obstmuffel sind, von den bunten Spiralen begeistern. Wir können ihnen verlockende und verführerisch aussehende Speisen auf den Tisch zaubern, die sie lange dazu motivieren werden, zu diesen gesunden Nahrungsmitteln zu greifen.

Wir hoffen, dass dieses Rezeptbuch auch Sie dazu motiviert, dieser Kochnische eine Chance zu geben: In den Gemüse- und Obstnudeln findet sich viel Inspiration, und es lassen sich im Handumdrehen ausgewogene und nahrhafte Gerichte herstellen. Das ist besonders für kreative Hobbyköche oder für Menschen, die mehr gesundheitsorientiert essen wollen, interessant.

Impressum

Cooking Club wird vertreten durch:

Instyle Supply and Control Limited

20th Floor, Central Tower, 28

Queen's Road, Central, HK

Coverbilder

[creativelog] | [Fiverr]

Haftung für externe Links

Das Buch enthält Links zu externen Webseiten Dritter, auf deren Inhalt der Autor keinen Einfluss hat. Deshalb kann für die Inhalte externer Inhalte keine Gewähr übernommen werden. Für die Inhalte der verlinkten Webseiten ist der jeweilige Anbieter oder Betreiber der Webseite verantwortlich. Die verlinkten Seiten wurden zum Zeitpunkt der Verlinkung auf mögliche Rechtsverstöße überprüft. Rechtswidrige Inhalte waren zum Zeitpunkt der Verlinkung nicht erkennbar. Eine permanente inhaltliche Kontrolle der verlinkten Webseiten ist jedoch ohne konkrete Anhaltspunkte einer Rechtsverletzung nicht zumutbar. Bei Bekanntwerden von Rechtsverletzungen werden derartige Links umgehend entfernt.

www.ingramcontent.com/pod-product-compliance
Lightning Source LLC
Chambersburg PA
CBHW071220220526
45468CB00002B/687